物忘れや認知症が気になる方へ

歳だから
脳が衰えるのも
仕方がないと
あきらめないで
下さい!

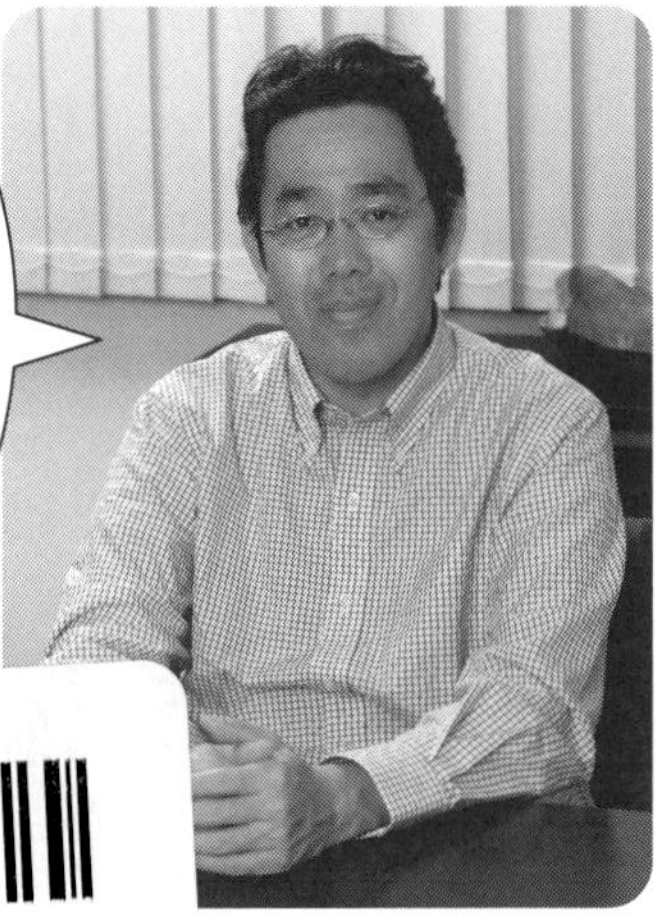

! 体も　」からダメになる
脳の衰えは認知症につながる可能性も!

でも大丈夫!

「脳を使う習慣」で衰えにブレーキ!

脳は何歳からでも若返ります

本書のPOINT

①脳活性実験で脳の前頭葉《ぜんとうよう》の血流増加を実証
②脳を刺激する「漢字」脳トレを習慣化する
③衰えた脳が「働く脳」に生まれ変わります!

本書は「川島隆太教授の脳トレ 漢字大全 日めくり366日」を改訂・再編集したものです。

もの忘れから徐々に脳の衰えが進行する
脳機能が低下する原因は「使わない」から!

「脳が衰える」とは何なのか

歳をとると体も脳も衰えます。誰にでも起きることですが、全く対策しなければなおさら脳の機能は下がっていくばかり。

では脳の衰えとはどのようなことでしょうか。**人の話を理解する力が弱くなったり**、ちょっとしたことで**イライラしたり怒りやすくなったり**することが見られます。

また、以前は好きな趣味に没頭していたのに趣味をやめてしまったりするのも衰えのサインです。

脳の衰えのサイン

- 無性にイライラする
- 人と会うのが面倒
- 文字を読むのも億劫《おっくう》
- 人の話がうまく理解できない
- 外出するにも気が乗らない
- 違う意見を受け入れられない
- 頑固になったと言われる
- 趣味に熱中しなくなった

認知症とはどんな病気か

　脳が正常に機能しなくなると、記憶力や判断力、認知能力が著しく下がり日常生活に支障が出てきます。

　認知症のもの忘れだと**体験そのものを忘れてしまう**ので、夕食を食べた後にまた夕食を食べようとするといった症状が見られるようになります。

　やがて症状が重くなると、自分の周りのことがうまく認識できなくなり、外出した際に迷子になるなど**場所・時間がわからなくなる**、着替えやトイレ等も困難になります。

　ですから、脳の衰えが表面化する前に脳の機能を維持する脳トレが重要なのです。

もの忘れと認知症との違い

加齢によるもの忘れ	認知症によるもの忘れ
何を食べたかを忘れる	食べたこと自体を忘れる
日付や曜日を間違える	日付や曜日がわからなくなる
体験の一部を忘れる	体験したことそのものを忘れる
忘れたことを自覚している	忘れたことに気づかない
物をなくしたときに探そうとする	物をなくしたら誰かに盗られたと思う

脳は何歳からでも認知機能は上がる
前頭前野《ぜんとうぜんや》を継続的にきたえましょう！

前頭前野《ぜんとうぜんや》は脳の司令塔

　脳の衰えは、脳の前頭葉《ぜんとうよう》にある前頭前《ぜんとうぜん》野《や》の機能低下が原因です。前頭前野《ぜんとうぜんや》は「記憶」「考える」「判断」など脳の司令塔の役割を担っているので、ここが衰えると日常生活全般で支障をきたしてしまいます。**原因は「使わない」から**です。運動不足で体の動きや機能が衰えるのと同様に、脳も「使わない」とダメになります。**脳は正しくきたえれば何歳からでも、認知機能が向上する**ことが科学的にわかっています。脳トレ習慣を始めましょう。

脳トレ

読み書き計算　イラストパズル

文字パズル　数字パズル

脳の前頭前野《ぜんとうぜんや》が活性化

↓

脳の認知機能や情報処理力が向上する

脳を使うことで若返る

人間の脳は、「前頭葉《ぜんとうよう》」「頭頂葉《とうちょうよう》」「後頭葉《こうとうよう》」「側頭葉《そくとうよう》」の4つの部分に分けられます。中でも前頭葉《ぜんとうよう》にある前頭前野《ぜんとうぜんや》は、認知機能を司るだけではなく、手足や体を動かすための指令、「暑い・寒い」などの感覚も司るので、非常に重要な場所です。

脳の衰えを食い止めるために、この前頭前野《ぜんとうぜんや》をきたえましょう。**本書での「文字の読み書き」**のほか、イラストや数字のパズルといった簡単な問題を解くと、前頭前野《ぜんとうぜんや》が**非常に活性化し脳を若返らせる**ことができるのです。前頭前野《ぜんとうぜんや》の活性化によって、記憶力などの認知機能が向上し、情報を処理する脳力も向上することが科学的にわかっています。

脳の前頭前野《ぜんとうぜんや》の重要な働き

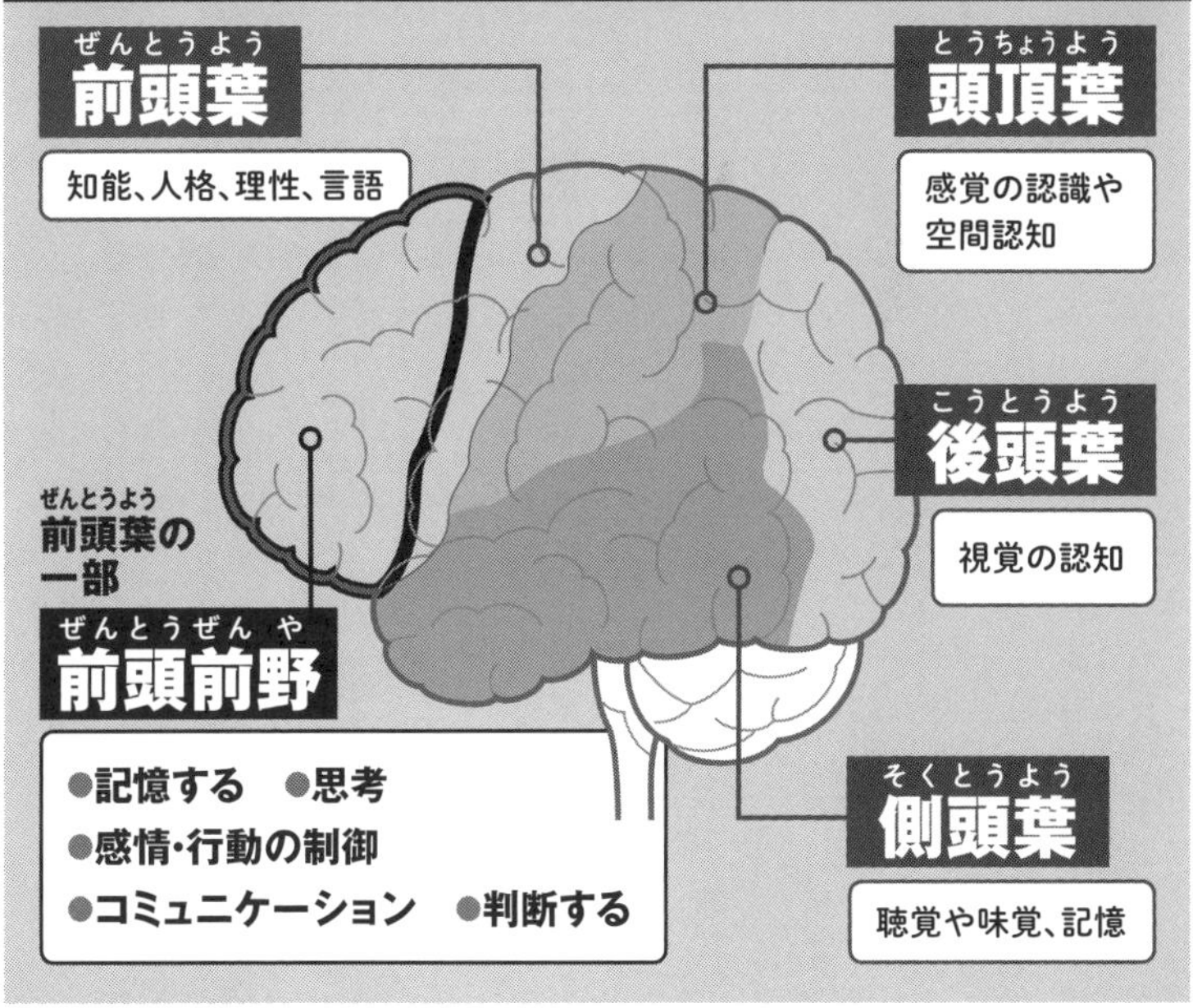

本書で前頭葉《ぜんとうよう》の血流が増え脳の活性化が証明されました！

本書の問題で脳が活性化する

脳の前頭前野《ぜんとうぜんや》を活性化させる作業は何なのか、多数の実験を東北大学と学研との共同研究によって行いました。

言葉の読み書き、計算、なぞり書きの書写、積み木など幅広い作業を光トポグラフィという装置で、脳の血流変化を調べていきました。この実験の結果わかったことは、実際に**手を使って文字や数字を書くこと**、つまり「読み書き計算」が非常に前頭前野《ぜんとうぜんや》を活性化させることが判明しました。

脳トレ実験

読み書き計算、文字パズル
イラストパズル など
多数を実験しました

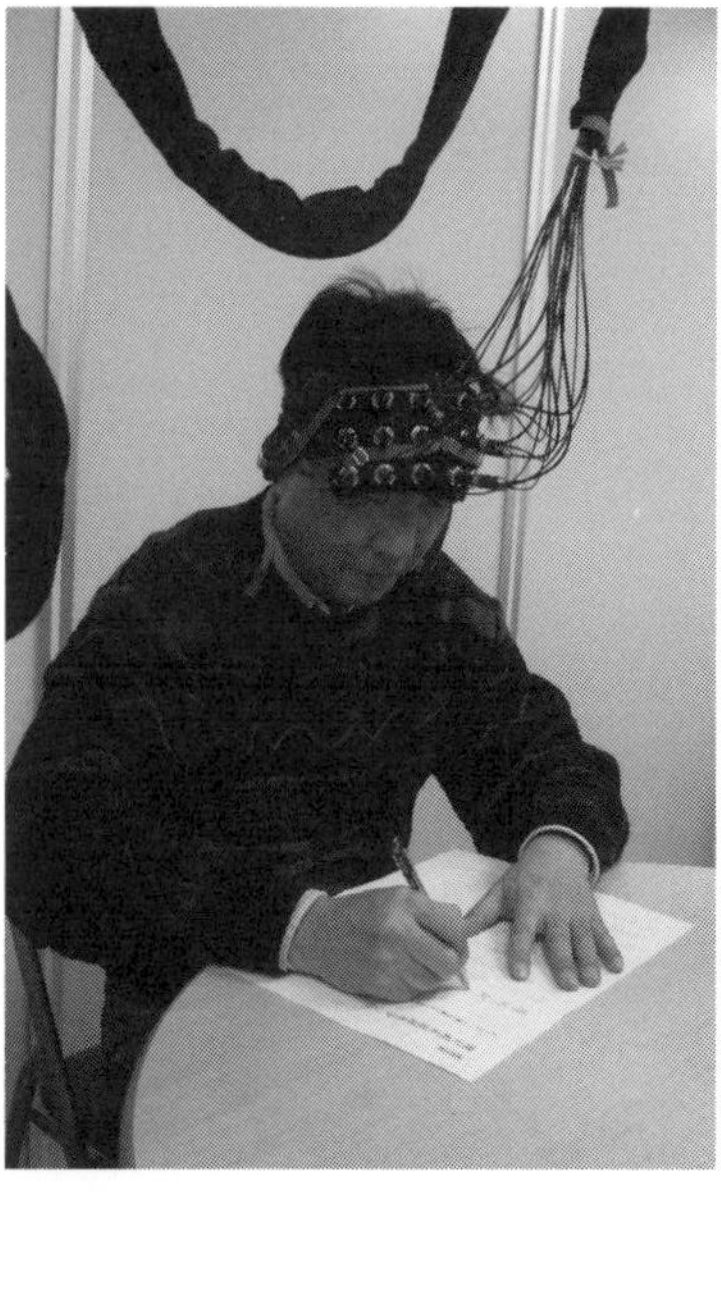

前頭葉《ぜんとうよう》の働きがアップする

本書の漢字の読み書きを実験した時の画像が下です。読み書き作業を始めると、下の画像のとおり前頭葉《ぜんとうよう》が活発に働き、非常に活性化しています。**本書の脳活性効果が証明**されたのです。

脳の活性化の**重要ポイントは「全速力で解く」**こと。速く解くと脳の情報処理速度が上がり、認知機能が向上するのです。速く解いて「間違ったらどうしよう？」と思う方もいるかもしれません。学校のテストとは違い、間違ってもOK。「速く解く作業」＝「脳の活性化」が目的だからです。もう1つのポイントは「毎日やる」こと。継続的に続けて脳の健康を守りましょう。

脳の血流変化の実験画像

▼実験前（安静時）

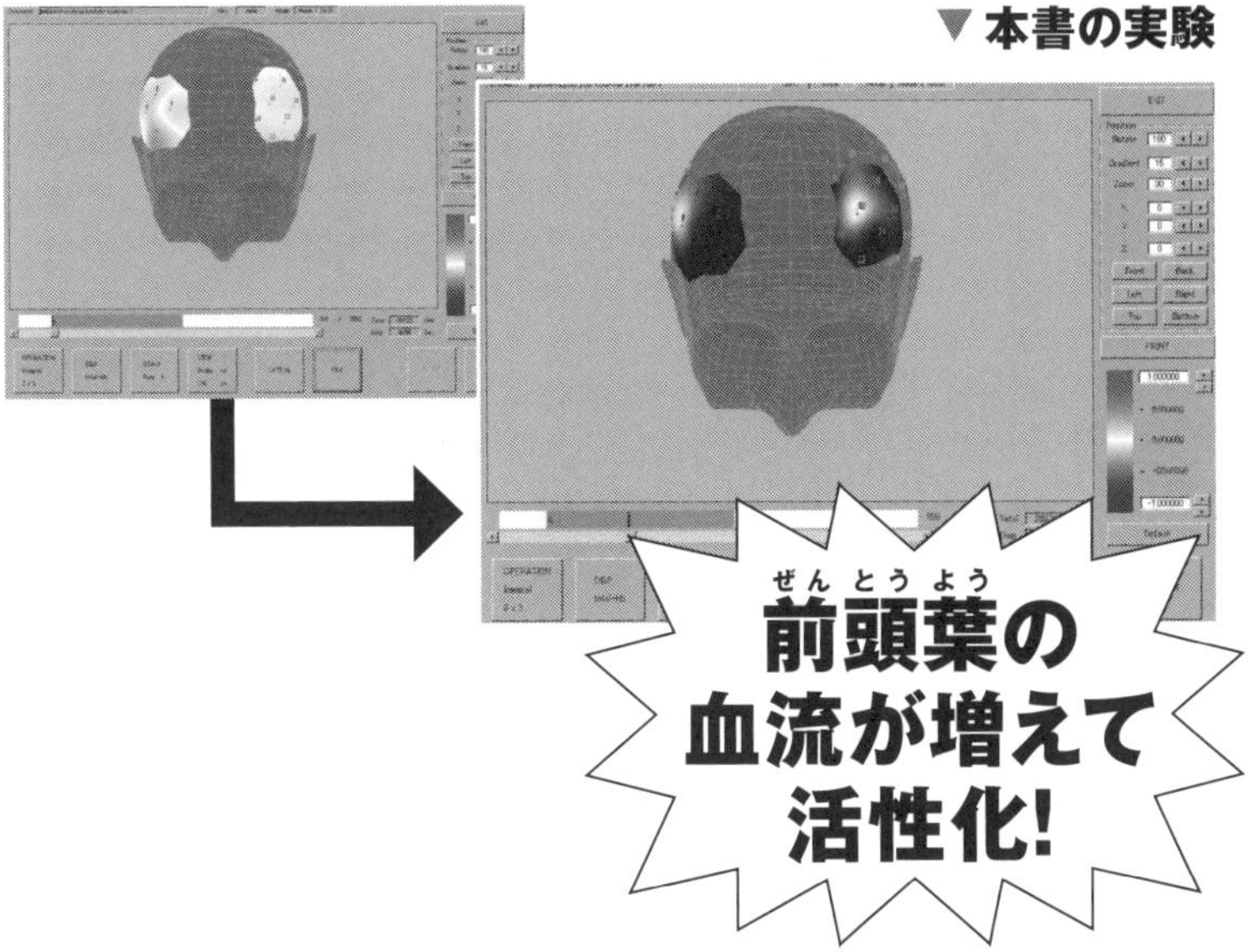
▼本書の実験
前頭葉《ぜんとうよう》の
血流が増えて
活性化!

1日

感情を表す言葉

——線部は読み方をひらがなで、□は漢字を書きましょう。

月　日

得点　／10

1 歌手《かしゅ》に憧れる。（　　）

2 逆鱗に触《ふ》れる。（　　）

3 歓喜に湧《わ》く。（　　）

4 愉快なパーティー。（　　）

5 発表会《はっぴょうかい》で緊張する。（　　）

6 □《しあわ》せをかみしめる。

7 ずるをして□《うし》ろめたい。

8 仕《し》上《あ》がりに□《まん》□《ぞく》する。

9 気《き》が□《どう》□《てん》する。

10 すっかり□《あん》□《しん》する。

●答えはページをめくった後ろにあります。

119日の答え▶ 1.つく 2.きょぎ 3.みなみむ 4.こうせき 5.えきたい 6.いっしょ 7.射 8.食堂 9.有能 10.実現 11.登録 12.家計

2日 覚えておきたい基本の漢字

――線部は読み方をひらがなで、□は漢字を書きましょう。

月　日

得点　／12

1 主な目的《もくてき》を述《の》べる。（　　）

2 包み紙《がみ》をはがす。（　　）

3 車《しゃ》内《ない》を消臭する。（　　）

4 宮中に出《で》入《い》りする。（　　）

5 鍛錬を続《つづ》ける。（　　）

6 剣《けん》道《どう》の指南書。（　　）

7 □《どんぶり》にご飯《はん》を盛《も》る。

8 衣《い》服《ふく》の乱《みだ》れを□《ただ》す。

9 □《まえ》□《ば》をぶつける。

10 不《ふ》思《し》議《ぎ》な□《たい》□《けん》をした。

11 □《きょう》□《りょく》して取《と》り組《く》む。

12 胸《むね》に□《きょ》□《らい》する思《おも》い。

●答えはページをめくった後ろにあります。

120日の答え▶ 1. 合 2. 会 3. 説 4. 解 5. 溶（解・融） 6. 乗 7. 載 8. 付 9. 就 10. 着

3日 似ている漢字

□に漢字を書きましょう。

1 雨《あめ》の日《ひ》が□《つづ》く。

2 小《しょう》説《せつ》を□《よ》む。

3 武《ぶ》□《し》の家《か》系《けい》。

4 □《ど》星《せい》の輪《わ》。

5 □《こう》事《じ》現《げん》場《ば》。

6 □《や》を射《い》る。

7 機《き》会《かい》を□《うしな》う。

8 グラスに□《こおり》を入《い》れる。

9 □《えい》遠《えん》の愛《あい》を誓《ちか》う。

10 □《すい》滴《てき》が落《お》ちる。

月　日

得点　／10

1日の答え ▶ 1.あこが 2.げきりん 3.かんき 4.ゆかい 5.きんちょう 6.幸 7.後 8.満足 9.動転 10.安心

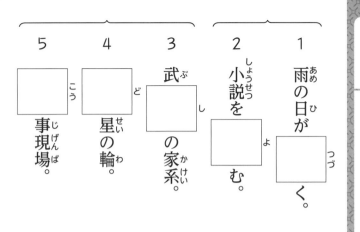

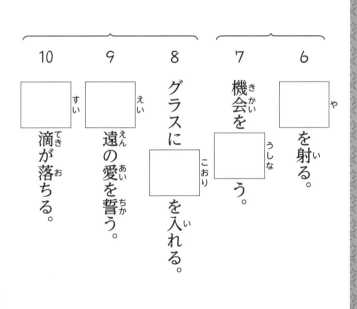

4日

覚えておきたい基本の漢字

——線部は読み方をひらがなで、□は漢字を書きましょう。

月　日

得点　／12

1 規則《きそく》を定める。（　　）

2 忍耐を身《み》につける。（　　）

3 官民一体《いったい》となる。（　　）

4 旅費をためる。（　　）

5 街角に立《た》つ。（　　）

6 圧倒的《あっとうてき》な滝《たき》の迫力。（　　）

7 痛手《いたで》を□《お》う。

8 □《なか》の良《よ》い親子《おやこ》。

9 助言《じょげん》を□《ひつ》□《よう》とする。

10 □《きゅう》□《よう》を片《かた》づける。

11 隣町《となりまち》と□《がっ》□《ぺい》する。

12 □《すえ》□《ひろ》がりの山裾《やますそ》。

2日の答え ▶ 1. おも 2. つつ 3. しょうしゅう 4. きゅうちゅう 5. たんれん 6. しなんしょ 7. 井 8. 正 9. 前歯 10. 体験 11. 協力 12. 去来

5日 歴史上の人物・出来事（江戸）

——線部は読み方をひらがなで、□は漢字を書きましょう。

月　日

得点　／12

1 徳川《とくがわ》家康（　　）

2 徳川《とくがわ》吉宗（　　）

3 井伊直弼《なおすけ》（　　）

4 幕藩体制《たいせい》（　　）

5 鎖国政策《せいさく》（　　）

6 享保の改革《かいかく》（　　）

7 □《あま》□《くさ》四郎時貞《しろうときさだ》

8 □《まつ》□《だいら》定信《さだのぶ》

9 □《さん》□《きん》交代《こうたい》

10 □《め》□《やす》□《ばこ》の設置《せっち》

11 □《くろ》□《ふね》来航《らいこう》

12 日米《にちべい》□《わ》□《しん》条約《じょうやく》

3日の答え ▶ 1.続 2.読 3.士 4.土 5.工 6.矢 7.失 8.氷 9.永 10.水

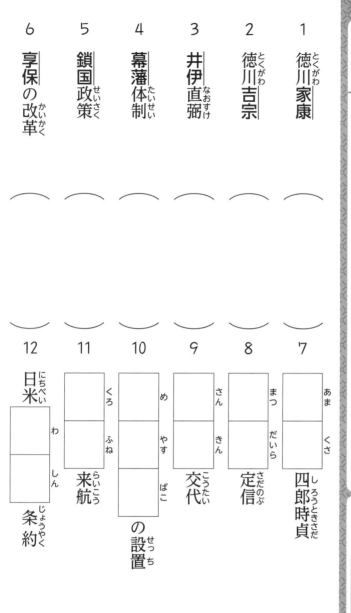

6日

特別な読み方の言葉

――線部の読み方をひらがなで書きましょう。

1　真っ赤な夕焼《ゆうや》け。（　　）

2　一人で散歩《さんぽ》する。（　　）

3　叔父に手紙《てがみ》を出《だ》す。（　　）

4　伯母に電話《でんわ》をする。（　　）

5　時計の長針《ちょうしん》。（　　）

6　梅雨入《い》り宣言《せんげん》。（　　）

7　彼《かれ》は物知《ものし》り博士だ。（　　）

8　昨日はよく寝《ね》た。（　　）

9　大《おお》海原を進《すす》む。（　　）

10　大分県《けん》の温泉《おんせん》。（　　）

月　　日

得点　　／10

4日の答え ▶ 1. さだ　2. にんたい　3. かんみん　4. りょひ　5. まちかど　6. はくりょく　7. 負　8. 仲　9. 必要　10. 急用　11. 合併　12. 末広

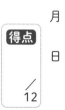

7日

覚えておきたい基本の漢字

——線部は読み方をひらがなで、□は漢字を書きましょう。

1 女王《じょおう》の位に就《つ》く。（　　）

2 和やかな雰《ふん》囲《い》気《き》。（　　）

3 大《おお》きな競馬場《じょう》。（　　）

4 時代《じだい》錯誤の映画《えいが》。（　　）

5 有名《ゆうめい》な地酒。（　　）

6 遠《とお》くに見《み》える山脈。（　　）

7 まっすぐ□《すす》む。

8 えんどう□《まめ》が実《みの》る。

9 □《こう》□《うん》な出来事《できごと》。

10 □《わき》□《みち》を通《とお》る。

11 状況《じょうきょう》を□《だ》□《かい》する。

12 夢《ゆめ》への□《だい》□《いっ》□《ぽ》。

月　日

得点　／12

5日の答え ▶ 1. いえやす 2. よしむね 3. いい 4. ばくはん 5. さこく 6. きょうほう 7. 天草 8. 松平 9. 参勤 10. 目安箱 11. 黒船 12. 和親

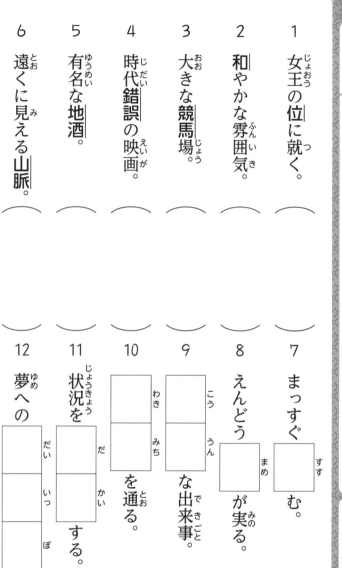

8日 同訓異字

□に漢字を書きましょう。

1 試《し》合《あい》に□《やぶ》れる。

2 障《しょう》子《じ》紙《がみ》が□《やぶ》れる。

3 ボタンを□《と》める。

4 友人《ゆうじん》を家《いえ》に□《と》める。

5 けんかを□《と》める。

6 朝《あさ》早《はや》く目《め》が□《さ》める。

7 料《りょう》理《り》が□《さ》める。

8 半生《はんせい》を本《ほん》に□《あらわ》す。

9 ついに姿《すがた》を□《あらわ》す。

10 気《き》持《も》ちを言《こと》葉《ば》に□《あらわ》す。

月　日

得点　／10

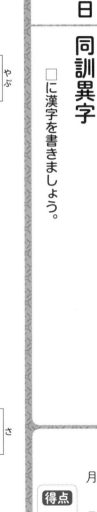

6日の答え ▶ 1.まっか 2.ひとり 3.おじ 4.おば 5.とけい 6.つゆ 7.はかせ 8.きのう 9.うなばら 10.おおいた

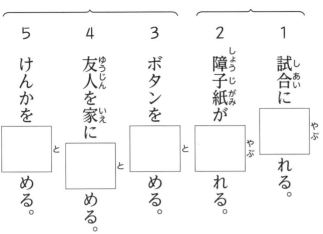

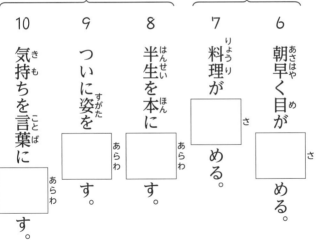

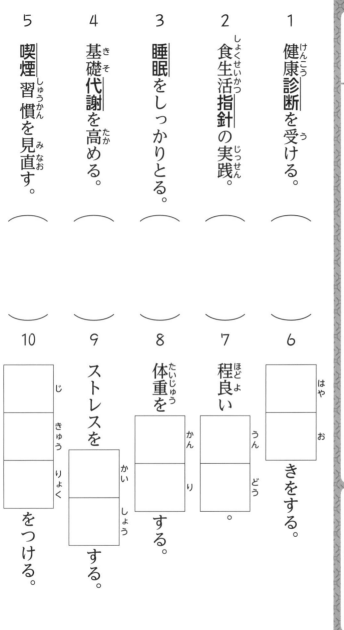

9日 健康に関する言葉

――線部は読み方をひらがなで、□は漢字を書きましょう。

月　日

得点　／10

1　健康《けんこう》診断を受《う》ける。（　　　）

2　食生活《しょくせいかつ》指針の実践《じっせん》。（　　　）

3　睡眠をしっかりとる。（　　　）

4　基礎《きそ》代謝を高《たか》める。（　　　）

5　喫煙習慣《しゅうかん》を見直《みなお》す。（　　　）

6　□□《はやお》きをする。

7　程良《ほどよ》い□□《うんどう》。

8　体重《たいじゅう》を□□《かんり》する。

9　ストレスを□□《かいしょう》する。

10　□□□《じきゅうりょく》をつける。

7日の答え▶ 1．くらい 2．なご 3．けいば 4．さくご 5．じざけ 6．さんみゃく 7．進 8．豆 9．幸運（好運）10．脇道 11．打開 12．第一歩

10日 覚えておきたい基本の漢字

——線部は読み方をひらがなで、□は漢字を書きましょう。

月　日

得点　／12

1 枝ぶりの良《よ》い木《き》。（　　）

2 現在《げんざい》に至る。（　　）

3 渓谷を小舟《こぶね》で進《すす》む。（　　）

4 荷物を片《かた》づける。（　　）

5 犯人《はんにん》を説諭する。（　　）

6 望遠鏡をのぞく。（　　）

7 連絡事項《れんらくじこう》を□《つた》える。

8 行《い》く先《さき》を□《しめ》す。

9 軒下《のきした》で□《あま》□《やど》りする。

10 自己《じこ》□《しょう》□《かい》をする。

11 □《しょ》□《きゅう》英会話《えいかいわ》。

12 □《がっ》□《き》を演奏《えんそう》する。

8日の答え ▶ 1.敗 2.破 3.留 4.泊 5.止 6.覚 7.冷 8.著 9.現 10.表

11日

四字熟語

――線部は読み方をひらがなで、□は漢字を書きましょう。

1 傍若《ぼうじゃく》無人

2 孤軍奮闘《ふんとう》

3 山紫《さんし》水明

4 大義《たいぎ》名分

5 浅学《せんがく》非才

6 一言居士《こじ》

7 □《はち》□《めん》六臂《ろっぴ》

8 □《じゅう》□《おう》無尽《むじん》

9 □《とう》□《い》即妙《そくみょう》

10 絶《ぜっ》□《たい》絶《ぜっ》□《めい》

11 優柔《ゆうじゅう》□《ふ》□《だん》

12 □《てん》□《しん》爛漫《らんまん》

月　日

得点　／12

9日の答え ▶ 1. しんだん 2. ししん 3. すいみん 4. たいしゃ 5. きつえん 6. 早起 7. 運動 8. 管理 9. 解消 10. 持久力

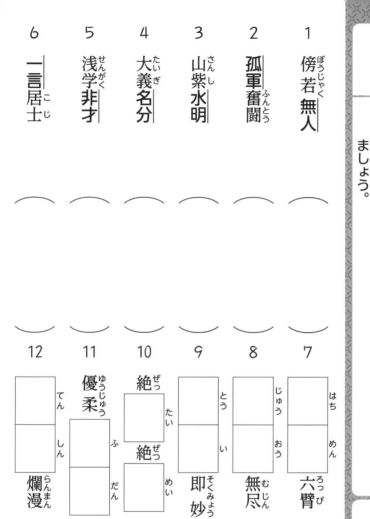

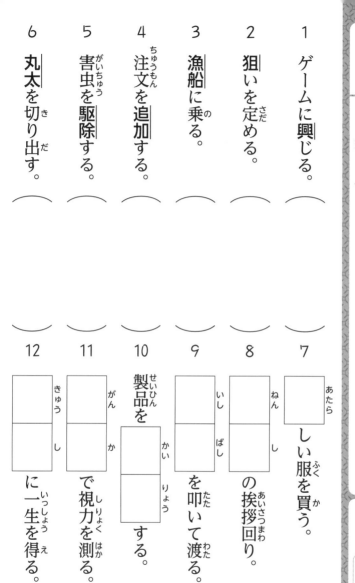

12日

覚えておきたい基本の漢字

——線部は読み方をひらがなで、□は漢字を書きましょう。

1 ゲームに興じる。（　　　）

2 狙いを定《さだ》める。（　　　）

3 漁船に乗《の》る。（　　　）

4 注文《ちゅうもん》を追加する。（　　　）

5 害虫《がいちゅう》を駆除する。（　　　）

6 丸太を切《き》り出《だ》す。（　　　）

7 □《あたら》しい服《ふく》を買《か》う。

8 □《ねん》□《し》の挨拶回《あいさつまわ》り。

9 □《いし》□《ばし》を叩《たた》いて渡《わた》る。

10 製品《せいひん》を□《かい》□《りょう》する。

11 □《がん》□《か》で視力《しりょく》を測《はか》る。

12 □《きゅう》□《し》に一生《いっしょう》を得《え》る。

月　日

得点　／12

10日の答え ▶ 1．えだ 2．いた 3．けいこく 4．にもつ 5．せつゆ 6．ぼうえんきょう 7．伝 8．示 9．雨宿 10．紹介 11．初級 12．楽器

13日

観光名所（東日本編）

——線部の読み方をひらがなで書きましょう。

1 牛久大仏《だいぶつ》（茨城《いばらき》）
（　　　　）

2 日光《にっこう》東照宮（栃木《とちぎ》）
（　　　　）

3 榛名山《さん》（群馬《ぐんま》）
（　　　　）

4 九十九里浜《はま》（千葉《ちば》）
（　　　　）

5 秩父神社《じんじゃ》（埼玉《さいたま》）
（　　　　）

6 高尾山《さん》（東京《とうきょう》）
（　　　　）

7 江ノ島（神奈川《かながわ》）
（　　　　）

8 槍ヶ岳（長野《ながの》・岐阜《ぎふ》）
（　　　　）

9 河口湖（山梨《やまなし》）
（　　　　）

10 三保の松原《まつばら》（静岡《しずおか》）
（　　　　）

月　日

得点

／10

11日の答え ▶ 1.ぶじん 2.こぐん 3.すいめい 4.めいぶん 5.ひさい 6.いちげん 7.八面 8.縦横 9.当意 10.体・命 11.不断 12.天真

14日

覚えておきたい基本の漢字

――線部は読み方をひらがなで、□は漢字を書きましょう。

1 平らな土《と》地《ち》。

2 小《お》川《がわ》の清い流《なが》れ。

3 値段を尋《たず》ねる。

4 権《けん》利《り》を譲渡する。

5 未完の小《しょう》説《せつ》。

6 積雪注《ちゅう》意《い》報《ほう》。

7 羊《ひつじ》の□《つの》。

8 迅《じん》速《そく》□《か》つ正《せい》確《かく》な対《たい》応《おう》。

9 良《りょう》好《こう》な□《かん》□《けい》を築《きず》く。

10 □《けっ》□《きょく》、問《もん》題《だい》はなかった。

11 □《ぎ》□《む》教《きょう》育《いく》を受《う》ける。

12 □《ひゃっ》□《か》□《てん》で買《か》い物《もの》をする。

月　日

得点　／12

12日の答え ▶ 1. きょう 2. ねら 3. ぎょせん 4. ついか 5. くじょ 6. まるた 7. 新 8. 年始 9. 石橋 10. 改良 11. 眼科 12. 九死

15日

難読語

――線部の読み方をひらがなで書きましょう。

1 突然《とつぜん》の指名《しめい》に焦る。（　　　）

2 行《ゆ》く手《て》を阻む岩《いわ》。（　　　）

3 船《ふね》の甲板に上《あ》がる。（　　　）

4 剣術《けんじゅつ》を会得する。（　　　）

5 煩悩を捨《す》て去《さ》る。（　　　）

6 真摯な態度《たいど》。（　　　）

7 所詮は夢物語《ゆめものがたり》だ。（　　　）

8 怪訝そうな顔《かお》。（　　　）

9 眠《ねむ》くて欠伸をする。（　　　）

10 曖昧な返事《へんじ》をする。（　　　）

月　日

得点　／10

13日の答え▶ 1．うしく 2．とうしょうぐう 3．はるな 4．くじゅうくり 5．ちちぶ 6．たかお 7．えのしま 8．やりがたけ 9．かわぐちこ 10．みほ

16日

覚えておきたい基本の漢字

——線部は読み方をひらがなで、□は漢字を書きましょう。

月　日

得点　／12

1 影が長《なが》く伸《の》びる。（　　　）

2 辺りを見回《みまわ》す。（　　　）

3 昔日を偲《しの》ぶ。（　　　）

4 ここは火気《かき》厳禁だ。（　　　）

5 資料《しりょう》を添付する。（　　　）

6 牧羊犬を飼《か》う。（　　　）

7 平和《へいわ》な□《く》らし。

8 □《ほう》□《りつ》にのっとる。

9 いよいよ□《ほん》□《だい》に入《はい》る。

10 □《きゃく》□《せき》が盛《も》り上《あ》がる。

11 □《ゆう》□《れつ》をつけない。

12 禅《ぜん》□《もん》□《どう》をする。

14日の答え ▶ 1. たい 2. きよ 3. ねだん 4. じょうと 5. みかん 6. せきせつ 7. 角 8. 目 9. 関係 10. 結局 11. 義務 12. 百貨店

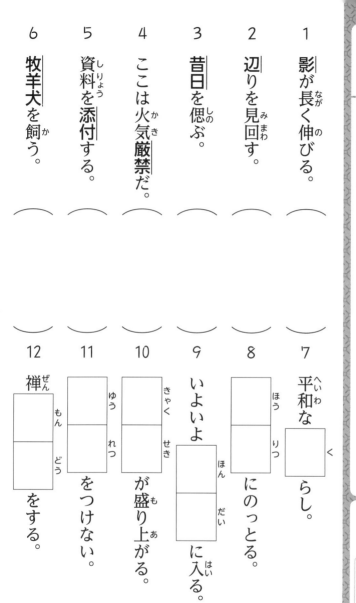

17日

日本の文学

——線部は読み方をひらがなで、□は漢字を書きましょう。

1　清《せい》少納言（　　　）…「枕《まくらの》□□《そうし》」

2　紫《むらさき》□□《しきぶ》…「源氏物語《ものがたり》」（　　　）

3　鴨《かもの》長明（　　　）…「□□《ほうじょう》記《き》」

4　□□《けんこう》法師《ほうし》…「徒然草《ぐさ》」（　　　）

5　松《まつ》尾《お》芭蕉（　　　）…「おくのほそ□《みち》」

6　曲亭《きょくてい》馬琴（　　　）…「南総里見《なんそうさとみ》□□□《はっけんでん》」

得点　　／6　　月　日

15日の答え　1.あせ 2.はば 3.かんぱん（こうはん）4.えとく 5.ぼんのう 6.しんし 7.しょせん 8.けげん 9.あくび 10.あいまい

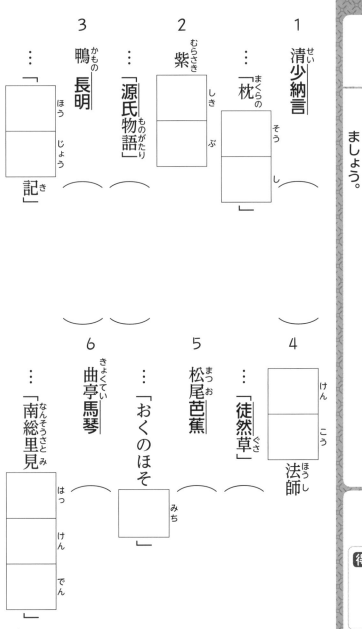

18日 書き間違えやすい漢字・言葉

□に漢字を書きましょう。

月　日

得点　／10

1　祭《まつ》りの□《ふえ》の音《ね》。

2　□《かぜ》に舞《ま》う木《こ》の葉《は》。

3　夕《ゆう》□《や》け空《ぞら》を眺《なが》める。

4　□《こな》雪《ゆき》が降《ふ》り積《つ》もる。

5　数《すう》□《さつ》の本《ほん》を買《か》う。

6　成功《せいこう》を□《よろこ》ぶ。

7　□《はん》人《にん》を捕《つか》まえる。

8　□《と》ぶ鳥《とり》を落《お》とす勢《いきお》い。

9　ここから先《さき》は□《き》□《けん》だ。

10　□《てい》□《き》□《あつ》が近《ちか》づく。

16日の答え ▶ 1.かげ 2.あた 3.せきじつ 4.げんきん 5.てんぷ 6.ぼくようけん 7.暮 8.法律 9.本題 10.客席 11.優劣 12.問答

19日

覚えておきたい基本の漢字

——線部は読み方をひらがなで、□は漢字を書きましょう。

1 生《い》け花《ばな》を習う。（　　）

2 札束を数《かぞ》える。（　　）

3 内偵調《ちょう》査《さ》を行《おこな》う。（　　）

4 炭焼きのステーキ。（　　）

5 武《ぶ》将《しょう》の家来。（　　）

6 民芸品を作《つく》る。（　　）

7 □《のち》ほど連絡《れんらく》します。

8 ダイヤモンドの□《かがや》き。

9 □《ち》□《いき》の代《だい》表《ひょう》を務《つと》める。

10 業務《ぎょうむ》に□《せん》□《ねん》する。

11 □《ず》□《じょう》を振《ふ》りあおぐ。

12 南《みなみ》の空《そら》の□《いっ》□《とう》□《せい》。

月　日

得点　／12

17日の答え ▶ 1.しょうなごん・草子 2.式部・げんじ 3.ちょうめい・方丈 4.兼好・つれづれ 5.ばしょう・道 6.ばきん・八犬伝

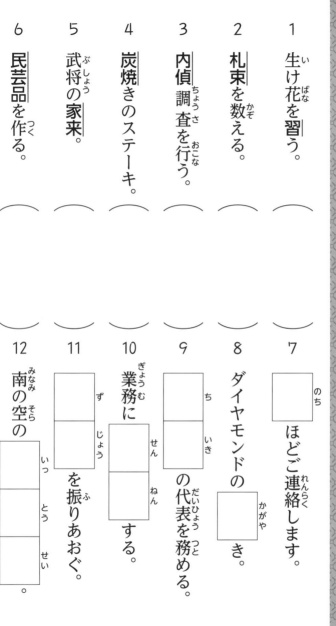

20日

熟語完成パズル

矢印の向きに読むと二字熟語が完成するように、□に漢字を書きましょう。

月　日

得点　／6

1

関 ↓ □ ↓ 度

調 → □ → 操

2

集 ↓ □ ↓ 議

機 → □ → 合

3

鉱 ↓ □ ↓ 岳

氷 → □ → 地

4

舟 ↓ □ ↓ 声

和 → □ → 手

5

最 ↓ □ ↓ 所

長 → □ → 気

6

現 ↓ □ ↓ 在

無 → □ → 体

18日の答え ▶ 1.笛 2.風 3.焼 4.粉 5.冊
6.喜 7.犯 8.飛 9.危険 10.低気圧

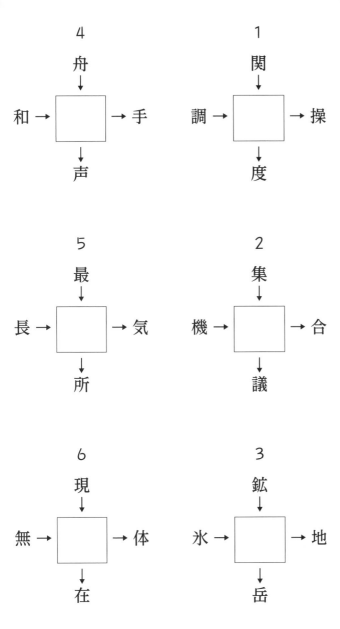

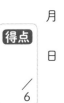

21日

覚えておきたい基本の漢字

——線部は読み方をひらがなで、□は漢字を書きましょう。

月　日

得点　／12

1 流《なが》れに沿って歩《ある》く。（　　　）

2 母《はは》と共に出《で》かける。（　　　）

3 机上の空論《くうろん》。（　　　）

4 新入生《しんにゅうせい》を勧誘する。（　　　）

5 店内《てんない》を物色する。（　　　）

6 それくらい朝飯前だ。（　　　）

7 □《か》ち負《ま》けを決《き》める。

8 □《つめ》たいうどん。

9 生活《せいかつ》に□《べん》□《り》な場所《ばしょ》。

10 □《りん》□《じ》の仕事《しごと》。

11 □《だい》□《じん》が会見《かいけん》を開《ひら》く。

12 □《はく》□《ぎん》に輝《かがや》く雪《ゆき》。

19日の答え ▶ 1. なら 2. さつたば 3. ないてい 4. すみや 5. けらい
6. みんげいひん 7. 後 8. 輝 9. 地域 10. 専念 11. 頭上 12. 一等星

22日

衣服に関する言葉

——線部は読み方をひらがなで、□は漢字を書きましょう。

月　日

得点　／10

1 帽子をかぶる。（　　）

2 靴をはく。（　　）

3 半袖のシャツ。（　　）

4 ズボンの裾を直《なお》す。（　　）

5 詰襟の制服《せいふく》。（　　）

6 赤《あか》ちゃんの□《うぶ》着《ぎ》。

7 三《み》つ揃《ぞろ》いの□《せ》□《びろ》。

8 紋付《もんつき》の□《は》□《おり》。

9 □《まる》□《くび》のセーター。

10 □《はら》□《まき》をする。

23日

覚えておきたい基本の漢字

――線部は読み方をひらがなで、□は漢字を書きましょう。

1 庭《にわ》を囲むフェンス。（　　）

2 粋な着《き》流《なが》し姿《すがた》。（　　）

3 我《わ》が子《こ》を溺愛する。（　　）

4 損得抜《ぬ》きの間柄《あいだがら》。（　　）

5 温和な性格《せいかく》。（　　）

6 退路を断《た》たれる。（　　）

7 □《みなと》で船《ふね》を眺《なが》める。

8 社員用《しゃいんよう》の□《りょう》に入《はい》る。

9 □《じ》□《き》社長《しゃちょう》と目《もく》される。

10 □《ひら》□《およ》ぎの選手《せんしゅ》。

11 メールを□《へん》□《しん》する。

12 □《あぶら》□《え》を描《えが》く。

月　日

得点　／12

21日の答え ▶ 1. そ 2. とも 3. きじょう 4. かんゆう 5. ぶっしょく 6. あさめしまえ 7. 勝 8. 冷 9. 便利 10. 臨時 11. 大臣 12. 白銀

24日

同音異義語

□に漢字を書きましょう。

1 中学《ちゅうがく》の教育《きょういく》□《か》□《てい》。

2 生物《せいぶつ》の進化《しんか》の□《か》□《てい》。

3 □《きょく》□《ち》的《てき》な大雨《おおあめ》。

4 □《きょく》□《ち》を探検《たんけん》する。

5 美《うつく》しさの□《きょく》□《ち》だ。

6 □《い》□《し》表示《ひょうじ》をする。

7 □《い》□《し》の弱《よわ》い人間《にんげん》。

8 政治《せいじ》に□《かん》□《しん》を持《も》つ。

9 □《かん》□《しん》な子どもだ。

10 人《ひと》の□《かん》□《しん》を買《か》う。

月　日

得点　／10

22日の答え ▶ 1.ぼうし 2.くつ 3.はんそで 4.すそ 5.つめえり 6.産 7.背広 8.羽織 9.丸首 10.腹巻

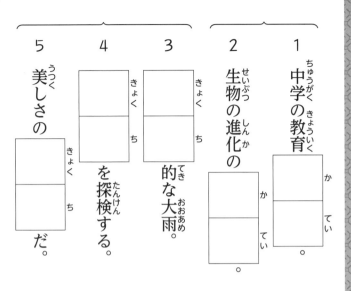

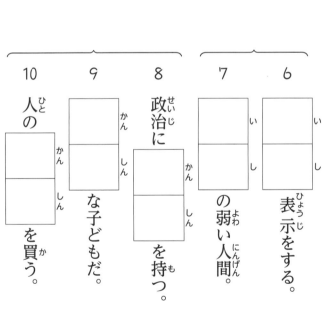

25日

覚えておきたい基本の漢字

——線部は読み方をひらがなで、□は漢字を書きましょう。

月　日

得点　／12

1 一年《いちねん》の半ば。（　　）

2 胸《むね》を反らして歩《ある》く。（　　）

3 様々《さまざま》な種類がある。（　　）

4 方針《ほうしん》を固守する。（　　）

5 社会《しゃかい》規範に従《したが》う。（　　）

6 少《すこ》し休憩する。（　　）

7 細《ほそ》いガラスの□《くだ》。

8 □《おお》□《どお》りに面《めん》する。

9 □《し》□《めい》を記《き》入《にゅう》する。

10 □《かき》□《ね》を取《と》り払《はら》う。

11 工事《こうじ》を□《じゅ》□《ちゅう》する。

12 □《あん》□《うん》が立《た》ちこめる。

23日の答え ▶ 1.かこ 2.いき 3.できあい 4.そんとく 5.おんわ 6.たいろ 7.港 8.寮 9.次期 10.平泳 11.返信 12.油絵

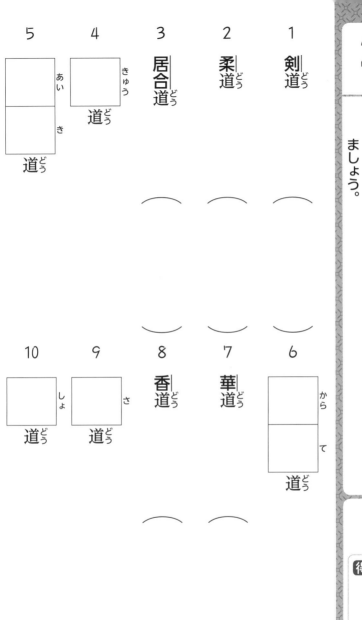

26日

武道・芸道

——線部は読み方をひらがなで、□は漢字を書きましょう。

月　日

得点　／10

1 剣道《どう》

2 柔道《どう》

3 居合道《どう》

4 □《きゅう》道《どう》

5 □《あい》□《き》道《どう》

6 □《から》□《て》道《どう》

7 華道《どう》

8 香道《どう》

9 □《さ》道《どう》

10 □《しょ》道《どう》

24日の答え ▶ 1．課程 2．過程 3．局地 4．極地 5．極致 6．意思 7．意志 8．関心 9．感心 10．歓心

27日

三字熟語

□に漢字を書きましょう。

1. 無《む》□《てっ》砲《ぽう》
2. □《おもて》沙《ざ》汰《た》
3. □《なが》丁《ちょう》場《ば》
4. □《の》放《ほう》図《ず》
5. 白《はく》眼《がん》□《し》
6. 炎《えん》天《てん》□《か》
7. 仏《ぶっ》□《ちょう》面《づら》
8. 大《だい》□《だん》円《えん》
9. 千《せん》秋《しゅう》□《らく》
10. □《かみ》一《ひと》重《え》
11. □《せん》□《にゅう》観《かん》
12. □《い》□《しょく》□《じゅう》

月　日

得点　／12

28日

覚えておきたい基本の漢字

——線部は読み方をひらがなで、□は漢字を書きましょう。

月　日

得点　／12

1　川《かわ》の浅い所《ところ》。（　　）

2　雑草《ざっそう》を抜く。（　　）

3　同僚と競《きそ》い合《あ》う。（　　）

4　事件《じけん》に遭遇する。（　　）

5　営業部《ぶ》に勤《つと》める。（　　）

6　上司《じょうし》に報告する。（　　）

7　だれかの□《お》とし物《もの》。

8　□《ゆた》かな大自然《だいしぜん》。

9　□《きょ》□《しゅ》して発言《はつげん》する。

10　メンバーに□《けつ》□《いん》が出《で》る。

11　映画《えいが》の□《び》□《じゅつ》監督《かんとく》。

12　□《ぜん》□《や》□《さい》が行《おこな》われる。

26日の答え ▶ 1.けん 2.じゅう 3.いあい 4.弓 5.合気
6.空手（唐手）7.か 8.こう 9.茶 10.書

29日

歴史上の人物・出来事（明治・大正）

——線部は読み方をひらがなで、□は漢字を書きましょう。

月　日

得点　／12

1　大久保《おおくぼ》利通
（　　）

2　福澤《ふくざわ》諭吉
（　　）

3　尾崎《おざき》行雄
（　　）

4　明治《めいじ》維新
（　　）

5　廃藩《はいはん》置県
（　　）

6　護憲運動《うんどう》
（　　）

7　板垣《いたがき》□《たい》□《すけ》

8　伊藤《いとう》□《ひろ》□《ぶみ》

9　□《はら》敬《たかし》

10　自由《じゆう》□《みん》□《けん》運動《うんどう》

11　□《こっ》□《かい》の開設《かいせつ》

12　□《こめ》騒動《そうどう》

27日の答え▶ 1.鉄 2.表 3.長 4.野 5.視 6.下 7.頂 8.団 9.楽 10.紙 11.先入 12.衣食住

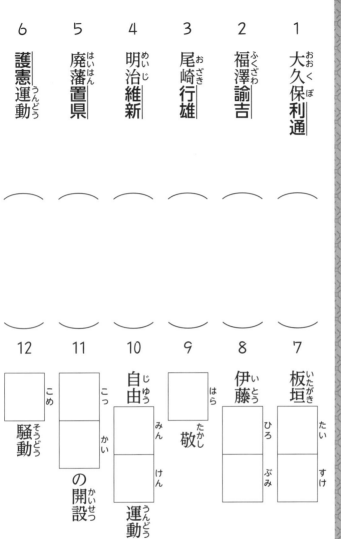

30日

覚えておきたい基本の漢字

――線部は読み方をひらがなで、□は漢字を書きましょう。

月　日

得点　／12

1　意味《いみ》を成さない。（　　）

2　節をきかせて歌《うた》う。（　　）

3　皆勤賞《しょう》をもらう。（　　）

4　家訓を守《まも》る。（　　）

5　極限まで挑戦《ちょうせん》する。（　　）

6　子孫を残《のこ》す。（　　）

7　一代《いちだい》で□《とみ》を築《きず》く。

8　りんごが□《みの》る。

9　□《よく》□《ぼう》を抑《おさ》える。

10　□《よ》□《そう》を裏切《うらぎ》る展開《てんかい》。

11　□《やく》□《め》を果《は》たす。

12　□《くろ》□《しお》の強《つよ》い流《なが》れ。

28日の答え ▶ 1.あさ 2.ぬ 3.どうりょう 4.そうぐう 5.えいぎょう 6.ほうこく 7.落 8.豊 9.挙手 10.欠員 11.美術 12.前夜祭

31日

読み間違えやすい漢字・言葉

――線部の読み方をひらがなで書きましょう。

月　日

得点　／10

1 官《かん》を辞《じ》し野に下《くだ》る。（　　　）

2 健気な姿《すがた》に涙《なみだ》する。（　　　）

3 一日の長《ちょう》がある。（　　　）

4 戦争《せんそう》を嫌悪する。（　　　）

5 世界中《せかいじゅう》を席巻する。（　　　）

6 凡庸な選手《せんしゅ》。（　　　）

7 逐次報告《ほうこく》しなさい。（　　　）

8 決勝《けっしょう》で惜敗する。（　　　）

9 疾病予防《よぼう》に努《つと》める。（　　　）

10 汎用機械《きかい》の販売《はんばい》。（　　　）

29日の答え ▶ 1. としみち 2. ゆきち 3. ゆきお 4. いしん 5. ちけん 6. ごけん 7. 退助 8. 博文 9. 原 10. 民権 11. 国会 12. 米

32日

ことわざ

——線部は読み方をひらがなで、□は漢字を書きましょう。

1 捕《と》らぬ狸の皮算用《かわざんよう》（　）

2 のれんに腕押し（　）

3 早《はや》起《お》きは三文の徳《とく》（　）

4 帯に短《みじか》し襷《たすき》に長《なが》し（　）

5 馬子にも衣《い》装《しょう》（　）

6 短《たん》気《き》は損気（　）

7 青菜《あおな》に□《しお》

8 □《じゅう》□《ばこ》の隅《すみ》をつつく

9 知《ち》恵《え》は万代《ばんだい》の□《たから》

10 弘法《こうぼう》にも□《ふで》の誤《あやま》り

11 怪《け》我《が》の□《こう》□《みょう》

12 案《あん》ずるより産《う》むが□《やす》し

月　日

得点　／12

30日の答え ▶ 1.な 2.ふし 3.かいきん 4.かくん 5.きょくげん 6.しそん 7.富 8.実 9.欲望 10.予想 11.役目 12.黒潮

33日

覚えておきたい基本の漢字

――線部は読み方をひらがなで、□は漢字を書きましょう。

月　日

得点　／12

1 太陽《たいよう》に照らされる。（　　）

2 選手《せんしゅ》が交代する。（　　）

3 頼《たの》みを無下に断《ことわ》る。（　　）

4 恐《おそ》ろしさに戦慄する。（　　）

5 順序よく話《はな》す。（　　）

6 マシンを稼働させる。（　　）

7 品質《ひんしつ》を□《たも》つ。

8 本日《ほんじつ》□《かぎ》りのセール。

9 □《こ》□《てん》落語《らくご》を聞《き》く。

10 ラジオの□《おん》□《せい》。

11 使者《ししゃ》を□《は》□《けん》する。

12 中華《ちゅうか》□《りょう》□《り》の店《みせ》。

31日の答え ▶ 1.や 2.けなげ 3.いちじつ（いちにち）4.けんお 5.せっけん 6.ぼんよう 7.ちくじ 8.せきはい 9.しっぺい 10.はんよう

34日

音読みと訓読み

——線部の読み方をひらがなで書きましょう。

月　日

得点　／12

1 幸福《ふく》を味《あじ》わう。（　　）

2 海《うみ》の幸を楽《たの》しむ。（　　）

3 町内《ない》の集《あつ》まり。（　　）

4 知《し》らない町へ行《い》く。（　　）

5 名《な》より実を取《と》る。（　　）

6 努力《どりょく》が実を結《むす》ぶ。（　　）

7 要点《ようてん》を補《ほ》捉する。（　　）

8 大意《たいい》を捉える。（　　）

9 汽《き》笛が聞《き》こえる。（　　）

10 笛を吹《ふ》く。（　　）

11 本《ほん》当の気《き》持《も》ち。（　　）

12 くじに当たる。（　　）

32日の答え ▶ 1. たぬき 2. うでお 3. さんもん 4. おび 5. まご 6. そんき 7. 塩 8. 重箱 9. 宝 10. 筆 11. 功名 12. 易

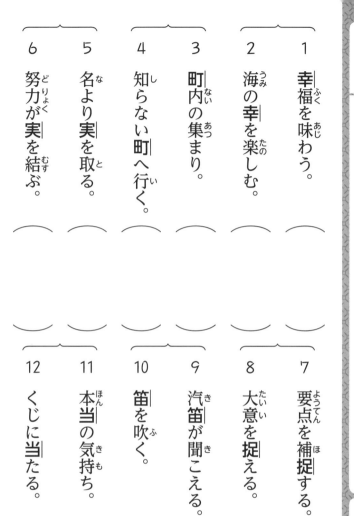

35日

覚えておきたい基本の漢字

――線部は読み方をひらがなで、□は漢字を書きましょう。

1 任務《にんむ》を帯びる。（　　）

2 静寂に包《つつ》まれる。（　　）

3 池《いけ》を一周りする。（　　）

4 自然《しぜん》を観察する。（　　）

5 経済《けいざい》が停滞する。（　　）

6 終了時間《しゅうりょうじかん》の延長。（　　）

7 プレゼントを□《えら》ぶ。

8 家族《かぞく》で□《ささ》え合《あ》う。

9 □《せい》□《ぎ》を貫《つらぬ》く。

10 □《こ》□《せい》をいかした仕事《しごと》。

11 交差点《こうさてん》を□《う》□《せつ》する。

12 □《こう》□《てい》の玉印《ぎょくいん》。

月　日

得点　／12

33日の答え ▶ 1. て 2. こうたい 3. むげ 4. せんりつ 5. じゅんじょ 6. かどう 7. 保 8. 限 9. 古典 10. 音声 11. 派遣 12. 料理

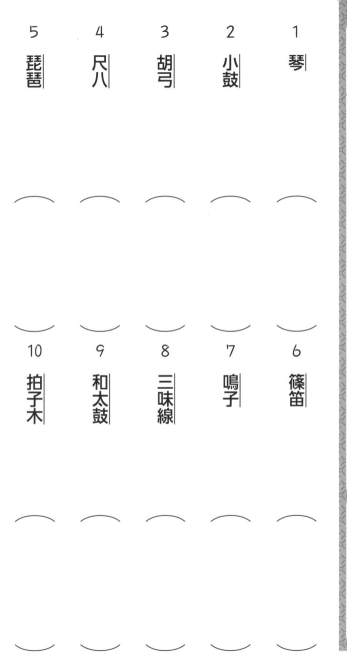

36日

日本の楽器

——線部の読み方をひらがなで書きましょう。

月　日

得点　／10

1　琴（　　）

2　小鼓（　　）

3　胡弓（　　）

4　尺八（　　）

5　琵琶（　　）

6　篠笛（　　）

7　鳴子（　　）

8　三味線（　　）

9　和太鼓（　　）

10　拍子木（　　）

34日の答え▶ 1．こう 2．さち 3．ちょう 4．まち 5．じつ 6．み 7．そく 8．とら 9．てき 10．ふえ 11．とう 12．あ

37日

覚えておきたい基本の漢字

――線部は読み方をひらがなで、□は漢字を書きましょう。

月　日

得点　／12

1 目《め》を潤ませる。（　　）

2 冷水《れいすい》を浴びせる。（　　）

3 裁縫を得意《とくい》とする。（　　）

4 明白な事実《じじつ》。（　　）

5 環境保護《ほご》に努《つと》める。（　　）

6 郷里を遠《とお》く離《はな》れる。（　　）

7 □《あらそ》う必要《ひつよう》はない。

8 夜《よる》は雨戸《あまど》を□《し》める。

9 □《きん》□《きょう》を知《し》らせる。

10 国語《こくご》と□《さん》□《すう》を教《おし》える。

11 □《せ》□《だい》を越《こ》えた交流《こうりゅう》。

12 絶好《ぜっこう》の□《き》□《かい》を得《え》る。

35日の答え ▶ 1.お 2.せいじゃく 3.ひとまわ 4.かんさつ 5.ていたい 6.えんちょう 7.選 8.支 9.正義 10.個性 11.右折 12.皇帝

38日

送り仮名

〔　〕に漢字と送り仮名を書きましょう。

月　日

得点　／10

1 失敗《しっぱい》を〔　〕《せめる》。

2 申《もう》し出《で》を〔　〕《ことわる》。

3 客席《きゃくせき》に〔　〕《みちびく》。

4 恩《おん》に〔　〕《むくいる》。

5 水《みず》かさが〔　〕《ふえる》。

6 大切《たいせつ》に〔　〕《はぐくむ》。

7 夜道《よみち》は〔　〕《あぶない》。

8 命令《めいれい》に〔　〕《さからう》。

9 相手《あいて》を〔　〕《うやまう》。

10 平静《へいせい》を〔　〕《よそおう》。

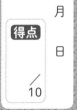

36日の答え ▶ 1.こと 2.こつづみ（しょうこ）3.こきゅう 4.しゃくはち 5.びわ 6.しのぶえ 7.なるこ 8.しゃみせん 9.わだいこ 10.ひょうしぎ

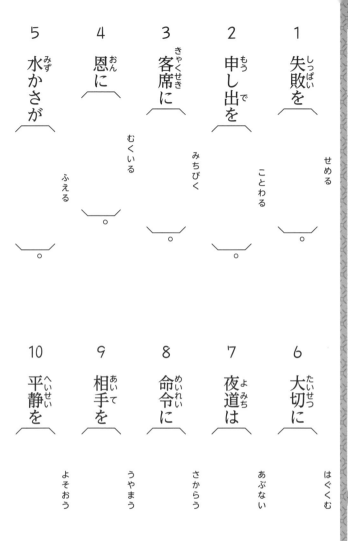

39日

日本三景・三名園

——線部は読み方をひらがなで、□は漢字を書きましょう。

月　日

得点　／6

【日本三景】

1　□《あまの》□《はし》□《だて》…京都《きょう》府《ふ》宮津市《し》（　　）

2　□《まつ》□《しま》…宮城県《みやぎけん》まつしま湾（　　）

3　□《いつく》□《しま》（宮島《みやじま》）…広島県《けん》廿《はつ》日《か》市《いち》市《し》（　　）

【三名園】

4　兼六園《えん》（　　）…石川県《いしかわけん》□《かな》□《ざわ》市《し》

5　偕楽園《えん》（　　）…茨城県《いばらきけん》□《み》□《と》市《し》

6　後楽園《えん》（　　）…□《おか》□《やま》県《けん》おかやま市《し》

37日の答え ▶ 1.うる 2.あ 3.さいほう 4.めいはく 5.かんきょう 6.きょうり 7.争 8.閉 9.近況 10.算数 11.世代 12.機会

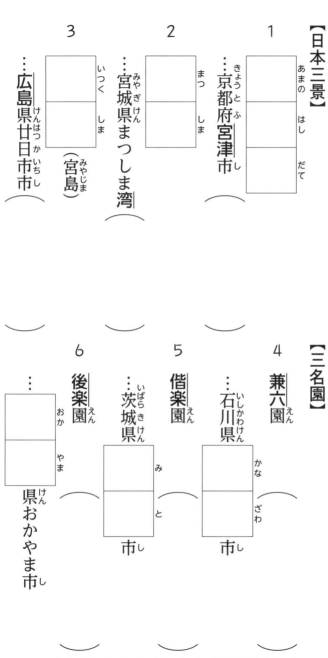

40日

覚えておきたい基本の漢字

――線部は読み方をひらがなで、□は漢字を書きましょう。

月　日

得点　／12

1 経験《けいけん》を積む。

2 かがり火《び》が燃える。

3 部署《ぶしょ》を管轄する。

4 街頭インタビュー。

5 婚姻を結《むす》ぶ。

6 思案にくれる。

7 その□《た》の方法《ほうほう》を試《ため》す。

8 嫌《いや》なことを□《わす》れる。

9 □《ざい》□《ほう》を見《み》つける。

10 □《そう》□《げい》バスを利用《りよう》する。

11 □《きゅう》□《じん》に応募《おうぼ》する。

12 呼《よ》びかけに□《さん》□《どう》する。

38日の答え▶ 1.責める 2.断る 3.導く 4.報いる 5.増える 6.育む 7.危ない 8.逆らう 9.敬う 10.装う

41日

四字熟語

——線部は読み方をひらがなで、□は漢字を書きましょう。

1　荒唐無《む》稽《けい》（　　　）

2　古今無《む》双《そう》（　　　）

3　虎視眈《たん》眈《たん》（　　　）

4　獅《し》子《し》奮迅（　　　）

5　広大無《む》辺《へん》（　　　）

6　美辞麗《れい》句《く》（　　　）

7　□《あく》□《せん》苦《く》闘《とう》

8　□《こう》□《めい》正《せい》大《だい》

9　□《ほん》□《まつ》転《てん》倒《とう》

10　奇《き》奇《き》□《かい》□《かい》

11　一《いっ》攫《かく》□《せん》□《きん》

12　波《は》瀾《らん》□《ばん》□《じょう》

月　　日

得点　／12

39日の答え ▶ 1．天橋立・みやづ　2．松島・わん　3．厳島・ひろしま　4．けんろく・金沢　5．かいらく・水戸　6．こうらく・岡山

42日

覚えておきたい基本の漢字

――線部は読み方をひらがなで、□は漢字を書きましょう。

月　日

得点　／12

1　父《ちち》によく似た子《こ》。（　　）

2　オルゴールの調べ。（　　）

3　自動車《じどうしゃ》の試乗。（　　）

4　ペンキが付着する。（　　）

5　泣《な》いて哀願する。（　　）

6　想像《そうぞう》を具現化《か》する。（　　）

7　すきま風《かぜ》を□《ふせ》ぐ。

8　工業《こうぎょう》で□《さか》えた町《まち》。

9　人類《じんるい》の□《そ》□《せん》。

10　□《りく》□《ろ》を進《すす》む。

11　寒《さむ》くて□《はな》□《みず》が出る。

12　借《か》りた物《もの》を□《へん》□《きゃく》する。

40日の答え▶ 1.つ 2.も 3.かんかつ 4.がいとう 5.こんいん 6.しあん 7.他 8.忘 9.財宝 10.送迎 11.求人 12.賛同

43日

特別な読み方の言葉

——線部の読み方をひらがなで書きましょう。

1 お巡りさんと話《はな》す。（　　　）

2 仕事《しごと》に差《さ》し支える。（　　　）

3 乳母に育《そだ》てられた。（　　　）

4 片《かた》仮名で書《か》く。（　　　）

5 芝生に寝転《ねころ》ぶ。（　　　）

6 部屋で本《ほん》を読《よ》む。（　　　）

7 小豆を煮《に》て食《た》べる。（　　　）

8 娘《むすめ》が二人いる。（　　　）

9 凸凹道《みち》が続《つづ》く。（　　　）

10 五月雨で増水《ぞうすい》する。（　　　）

月　日

得点　／10

41日の答え ▶ 1. こうとう 2. ここん 3. こし 4. ふんじん 5. こうだい 6. びじ 7. 悪戦 8. 公明 9. 本末 10. 怪怪（怪々）11. 千金 12. 万丈

44日

覚えておきたい基本の漢字

——線部は読み方をひらがなで、□は漢字を書きましょう。

1 年賀状《ねんがじょう》を刷る。（　　）

2 明《あき》らかな兆候。（　　）

3 快適な室温《しつおん》。（　　）

4 手荷物《てにもつ》検査。（　　）

5 親切《しんせつ》を信条とする。（　　）

6 甘《あま》い蜂蜜。（　　）

7 本人《ほんにん》を□《まじ》えて話《はな》す。

8 飼《か》い□《ぬし》のモラル。

9 □《かん》□《さい》地方《ちほう》の出身《しゅっしん》。

10 □《がん》□《こ》に言《い》い張《は》る。

11 テニスの□《たま》□《ひろ》い。

12 □《しゃく》□《や》に住《す》む。

月　日

得点　／12

42日の答え▶ 1.に 2.しら 3.しじょう 4.ふちゃく 5.あいがん 6.ぐげん 7.防 8.栄 9.祖先 10.陸路 11.鼻水 12.返却

45日

環境に関する言葉

——線部は読み方をひらがなで、□は漢字を書きましょう。

月　日

得点　／10

1　黄砂対策《たいさく》（　　）

2　廃棄物処理《しょり》（　　）

3　景観保護《ほご》（　　）

4　大気《たいき》汚染（　　）

5　循環型社会《しゃかい》の実現《じつげん》（　　）

6　□□《しんりん》保全《ほぜん》

7　□□《がいちゅう》対策《たいさく》

8　「世界《せかい》□□《しょくりょう》デー」

9　気候《きこう》□□《へんどう》

10　生物《せいぶつ》□□□《たようせい》

43日の答え▶ 1．まわ 2．つか 3．うば 4．かな 5．しばふ
6．へや 7．あずき 8．ふたり 9．でこぼこ 10．さみだれ

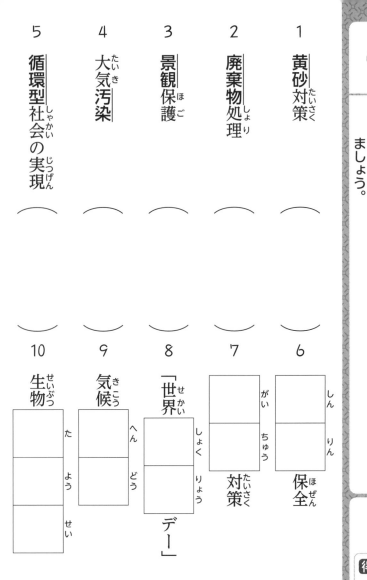

46日

似ている漢字

□に漢字を書きましょう。

月　日

得点　／10

1 □《しき》典《てん》に参加《さんか》する。

2 □《ぶ》道《どう》の鍛錬《たんれん》。

3 空《くう》□《かん》の有効利用《ゆうこうりよう》。

4 □《もん》限《げん》を決《き》める。

5 □《もん》題《だい》を解決《かいけつ》する。

6 新商品《しんしょうひん》を□《こう》案《あん》する。

7 親《おや》□《こう》行《こう》な息子《むすこ》。

8 知《ち》□《しき》を増《ふ》やす。

9 きれいな布《ぬの》を□《お》る。

10 □《しょく》人《にん》の技《わざ》に学《まな》ぶ。

44日の答え ▶ 1.す 2.ちょうこう 3.かいてき 4.けんさ 5.しんじょう 6.はちみつ 7.交 8.主 9.関西 10.頑固 11.球拾 12.借家

47日

覚えておきたい基本の漢字

——線部は読み方をひらがなで、□は漢字を書きましょう。

月　日

得点　／12

1 師《し》に仕える。（　　）

2 シールを貼る。（　　）

3 秘密《ひみつ》の暗号。（　　）

4 謙虚な姿勢《しせい》で話《はな》す。（　　）

5 店番を頼《たの》まれる。（　　）

6 救急隊員《たいいん》になる。（　　）

7 □《わたし》の考《かんが》え。

8 頭《あたま》の□《かい》□《てん》が早《はや》い。

9 □《ちゅう》□《しゃ》場《じょう》を探《さが》す。

10 □《ざい》□《もく》置《お》き場《ば》。

11 □《しょう》□《めい》を当《あ》てる。

12 □《さい》□《きょう》のサッカーチーム。

45日の答え▶ 1. こうさ 2. はいきぶつ 3. けいかん 4. おせん 5. じゅんかんがた 6. 森林 7. 害虫 8. 食料 9. 変動 10. 多様性

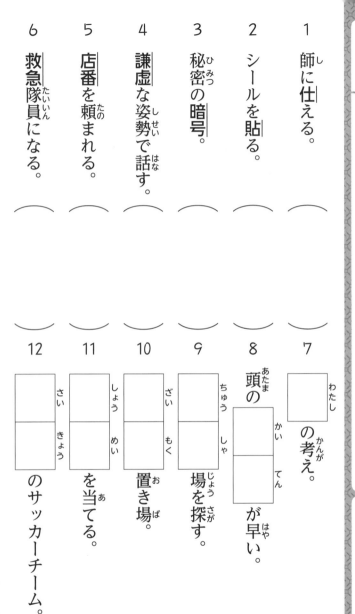

48日

クロスワード

漢字の読み方をひらがなで書き、クロスワードを完成させましょう。

月　日

得点　／13

ヨコのカギ

② 四季

③ 就学

⑥ 後継

⑦ 猛攻

⑨ 子音

⑪ 野次馬

※小さい字も大きく書きます。

㊄切手 きって→きつて

タテのカギ

① 重要

② 詩句

④ 外交

⑤ 地平線

⑦ 模写

⑧ 呼応

⑩ 異議

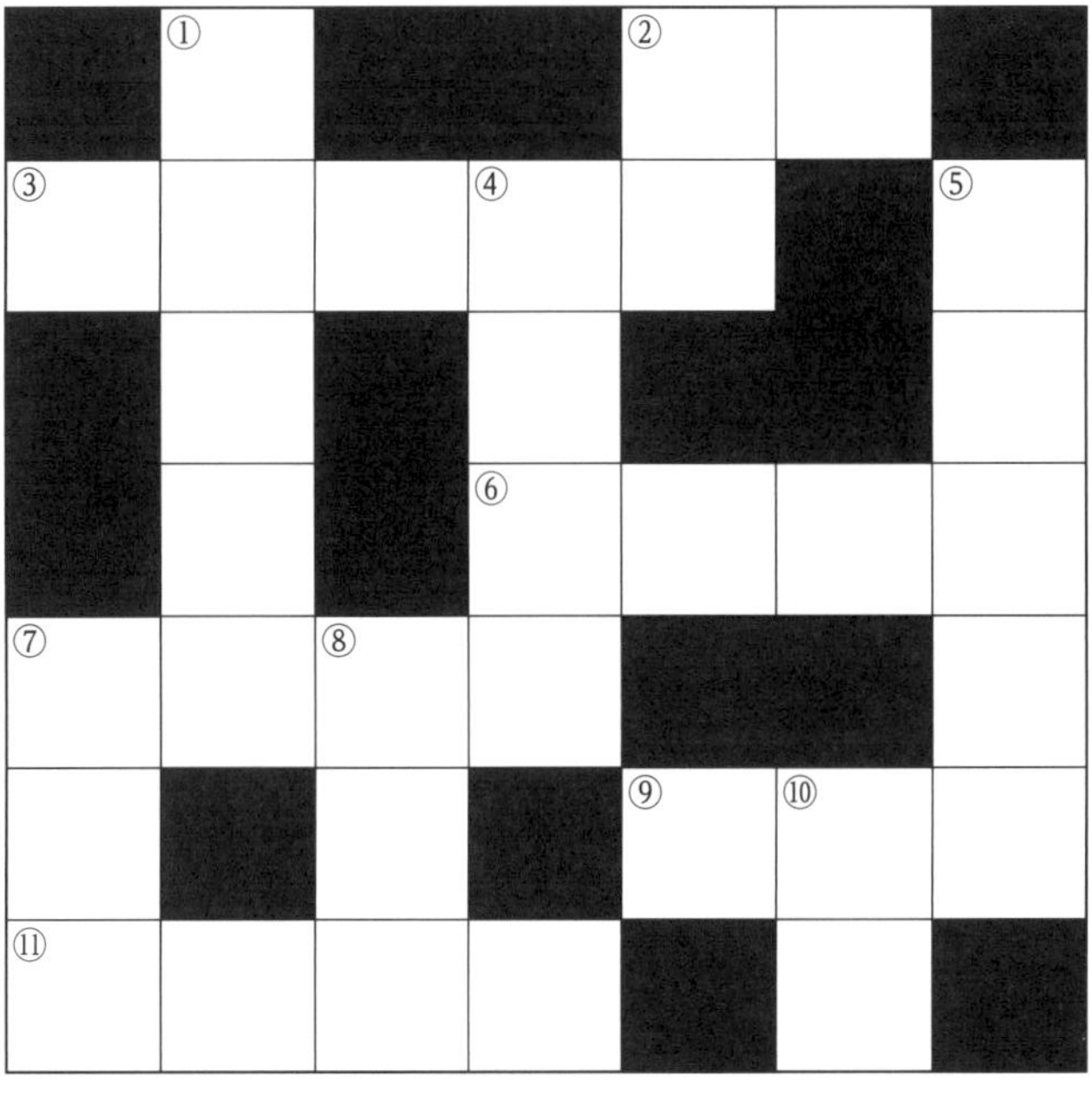

46日の答え ▶ 1.式 2.武 3.間 4.門 5.問 6.考 7.孝 8.識 9.織 10.職

49日 覚えておきたい基本の漢字

——線部は読み方をひらがなで、□は漢字を書きましょう。

月　日

得点　／12

1 胃を休《やす》める。（　　）

2 大変《たいへん》遺憾に思《おも》う。（　　）

3 議論が白熱《はくねつ》する。（　　）

4 ナイル川《がわ》以東。（　　）

5 アルミニウムの溶解。（　　）

6 商品《しょうひん》を郵送する。（　　）

7 どちらを買《か》うか□《まよ》う。

8 肩《かた》を□《く》んで歌《うた》う。

9 □《せき》□《はん》を炊《た》いて祝《いわ》う。

10 □《せき》□《にん》を果《は》たす。

11 物《もの》の□《ぞく》□《せい》を見極《みきわ》める。

12 □《ぎょう》□《れつ》の最後尾《さいこうび》。

47日の答え▶ 1.つか 2.は 3.あんごう 4.けんきょ 5.みせばん 6.きゅうきゅう 7.私 8.回転 9.駐車 10.材木 11.照明 12.最強

50日

季節に関する言葉（秋）

——線部は読み方をひらがなで、□は漢字を書きましょう。

1 虫《むし》の音

2 秋分

3 新涼

4 水《みず》澄む

5 渡り鳥《どり》

6 稲穂

7 草《くさ》の□《み》

8 秋《あき》□《ば》れ

9 □《ざん》□《しょ》

10 □《げい》□《じゅつ》

11 木《き》々《ぎ》の□《こう》□《よう》

12 □《ほし》□《づき》□《よ》

月　日

得点　／12

48日の答え ▶ タテ①じゆうよう ②しく ④がいこう ⑤ちへいせん ⑦もしや ⑧こおう ⑩いぎ
ヨコ②しき ③しゆうがく ⑥こうけい ⑦もうこう ⑨しいん ⑪やじうま

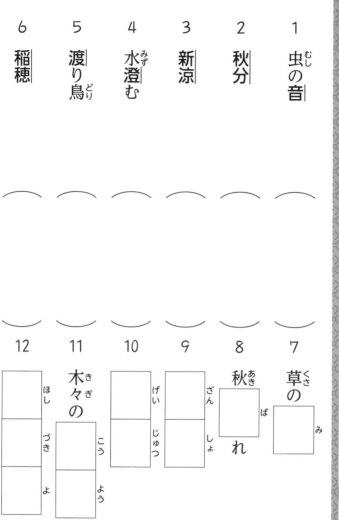

51日

覚えておきたい基本の漢字

——線部は読み方をひらがなで、□は漢字を書きましょう。

月　日

得点　／12

1　呪文《じゅもん》を唱える。（　　）

2　正にその通《とお》りだ。（　　）

3　紳士らしい態度《たいど》。（　　）

4　祭日が近《ちか》づく。（　　）

5　雨《あま》合羽を着《き》る。（　　）

6　長期《ちょうき》休暇を取《と》る。（　　）

7　□《み》ち足《た》りた気持《きも》ち。

8　□□《かち》ある一品《いっぴん》。

9　□□《うちゅう》への憧《あこが》れ。

10　美術館《びじゅつかん》の□□《てんじ》。

11　□□《ぎゅうひ》のバッグ。

12　□□□《ふくとしん》に居《きょ》をかまえる。

49日の答え ▶ 1.い 2.いかん 3.ぎろん 4.いとう 5.ようかい 6.ゆうそう 7.迷 8.組 9.赤飯 10.責任 11.属性 12.行列

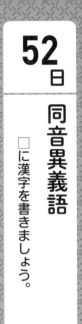

52日 同音異義語

□に漢字を書きましょう。

1 決裂《けつれつ》は□《ひっ》□《し》だ。

2 □《ひっ》□《し》の形相《ぎょうそう》。

3 作品《さくひん》の□《せい》□《さく》。

4 経済《けいざい》□《せい》□《さく》の転換《てんかん》。

5 机《つくえ》を□《せい》□《さく》する。

6 大学《だいがく》の□《こう》□《ぎ》を受《う》ける。

7 厳重《げんじゅう》に□《こう》□《ぎ》する。

8 真理《しんり》を□《つい》□《きゅう》する。

9 責任《せきにん》を□《つい》□《きゅう》する。

10 利益《りえき》を□《つい》□《きゅう》する。

月　日

得点　／10

50日の答え ▶ 1. ね 2. しゅうぶん 3. しんりょう 4. す 5. わた 6. いなほ 7. 実 8. 晴 9. 残暑 10. 芸術 11. 紅葉（黄葉）12. 星月夜

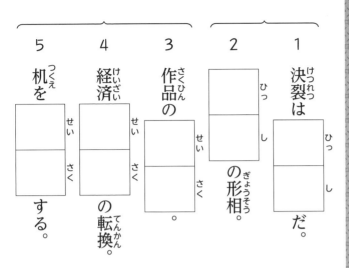

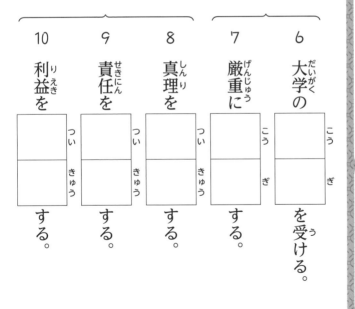

53日

旧暦の月の名前

――線部の読み方をひらがなで書きましょう。

1 一月《いちがつ》…睦月（　　）

2 二月《にがつ》…如月（　　）

3 三月《さんがつ》…弥生（　　）

4 四月《しがつ》…卯月（　　）

5 五月《ごがつ》…皐月（　　）

6 六月《ろくがつ》…水無月（　　）

7 七月《しちがつ》…文月（　　）

8 八月《はちがつ》…葉月（　　）

9 九月《くがつ》…長月（　　）

10 十月《じゅうがつ》…神無月（　　）

11 十一月《じゅういちがつ》…霜月（　　）

12 十二月《じゅうにがつ》…師走（　　）

月　日

得点　／12

51日の答え ▶ 1.とな 2.まさ 3.しんし 4.さいじつ 5.がっぱ 6.きゅうか 7.満 8.価値 9.宇宙 10.展示 11.牛皮 12.副都心

54日

覚えておきたい基本の漢字

——線部は読み方をひらがなで、□は漢字を書きましょう。

月　日

得点　／12

1 日《ひ》の出《で》を拝む。（　　）

2 疲労が回復《かいふく》する。（　　）

3 単独行動《こうどう》をとる。（　　）

4 特別展《とくべつてん》の目録。（　　）

5 直径を測《はか》る。（　　）

6 一《いっ》家《か》の大黒柱。（　　）

7 ゼリーを□《かた》める。

8 □《あな》があったら入《はい》りたい。

9 □《こ》□《がた》テレビを買《か》う。

10 国民《こくみん》のための□《せい》□《ふ》。

11 データを□《ひ》□《かく》検討《けんとう》する。

12 □《えき》□《しゃ》を改築《かいちく》する。

52日の答え ▶ 1. 必至 2. 必死 3. 制作 4. 政策 5. 製作 6. 講義 7. 抗議 8. 追究（追窮）9. 追及 10. 追求

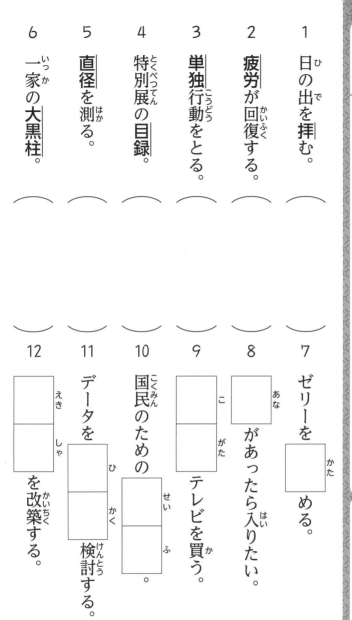

55日

対義語

□に漢字を書き、対義語の組を完成させましょう。

月　日

得点　／12

1 危《き》険《けん》 ⇕ □《あん》□《ぜん》

2 冷《れい》淡《たん》 ⇕ □《しん》□《せつ》

3 依《い》存《そん》 ⇕ □《じ》□《りつ》

4 決《けつ》裂《れつ》 ⇕ □《わ》□《かい》

5 質《しつ》疑《ぎ》 ⇕ □《おう》□《とう》

6 形《けい》式《しき》 ⇕ □《ない》□《よう》

7 却《きゃっ》下《か》 ⇕ □《じゅ》□《り》

8 慎《しん》重《ちょう》 ⇕ □《けい》□《そつ》

9 遠《えん》隔《かく》 ⇕ □《きん》□《せつ》

10 過《か》去《こ》 ⇕ □《げん》□《ざい》

11 普《ふ》通《つう》 ⇕ □《とく》□《べつ》

12 虚《きょ》偽《ぎ》 ⇕ □《しん》□《じつ》

53日の答え ▶ 1．むつき 2．きさらぎ 3．やよい 4．うづき 5．さつき 6．みなづき 7．ふみづき（ふづき）8．はづき 9．ながつき 10．かんなづき（かみなづき・かみなしづき・かむなづき）11．しもつき 12．しわす（しはす）

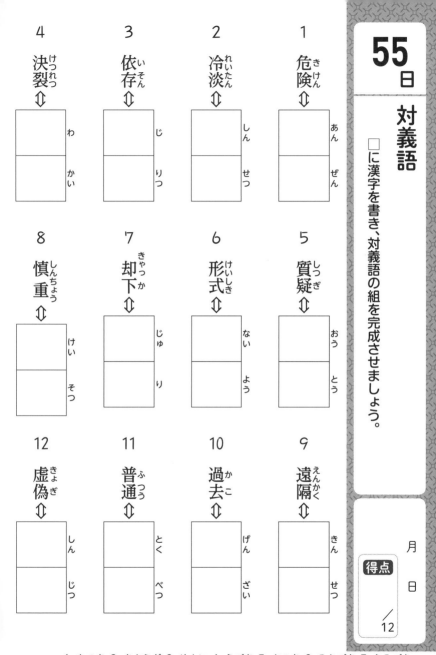

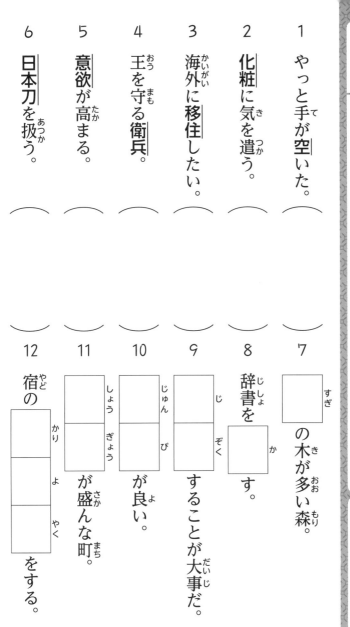

56日

覚えておきたい基本の漢字

——線部は読み方をひらがなで、□は漢字を書きましょう。

月　日

得点　／12

1　やっと手《て》が空いた。（　　　）

2　化粧に気《き》を遣《つか》う。（　　　）

3　海外《かいがい》に移住したい。（　　　）

4　王《おう》を守《まも》る衛兵。（　　　）

5　意欲が高《たか》まる。（　　　）

6　日本刀を扱《あつか》う。（　　　）

7　□《すぎ》の木《き》が多《おお》い森《もり》。

8　辞書《じしょ》を□《か》す。

9　□《じ》□《ぞく》することが大事《だいじ》だ。

10　□《じゅん》□《び》が良《よ》い。

11　□《しょう》□《ぎょう》が盛《さか》んな町《まち》。

12　宿《やど》の□《かり》□《よ》□《やく》をする。

54日の答え ▶ 1．おが 2．ひろう 3．たんどく 4．もくろく 5．ちょっけい 6．だいこくばしら 7．固 8．穴 9．小型 10．政府 11．比較 12．駅舎

57日

旧国名

――線部の読み方をひらがなで書きましょう。

月　日

得点 ／10

1 能登

2 加賀

3 尾張

4 伊勢

5 近江

6 紀伊

7 摂津

8 丹波

9 播磨

10 備前

55日の答え ▶ 1.安全 2.親切 3.自立 4.和解 5.応答 6.内容 7.受理 8.軽率 9.近接 10.現在 11.特別 12.真実

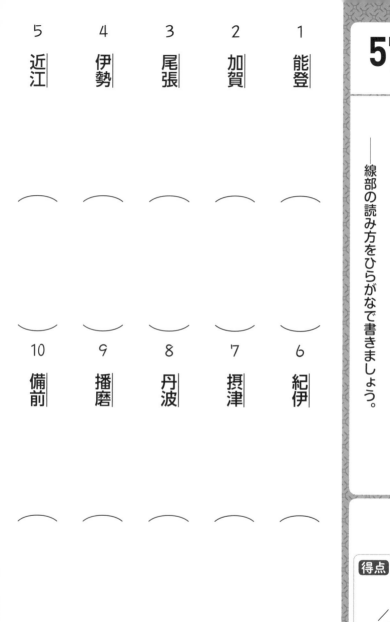

58日

覚えておきたい基本の漢字

――線部は読み方をひらがなで、□は漢字を書きましょう。

1 類いまれな美《うつく》しさ。（　　）

2 喉《のど》が渇く。（　　）

3 井戸で水《みず》をくむ。（　　）

4 大豆《だいず》を発酵させる。（　　）

5 恩師に手《て》紙《がみ》を出《だ》す。（　　）

6 有益なアドバイス。（　　）

7 熊《くま》の□《ふゆ》ごもり。

8 就職先《しゅうしょくさき》を□《さが》す。

9 月末《げつまつ》に□《や》□《ちん》を払《はら》う。

10 □《さい》□《ど》申《もう》し込《こ》む。

11 百円《ひゃくえん》□《きん》□《いつ》の店《みせ》。

12 □《と》□《ほ》で行《い》く。

月　日

得点　／12

56日の答え ▶ 1.あ 2.けしょう 3.いじゅう 4.えいへい 5.いよく 6.にほんとう（にっぽんとう） 7.杉 8.貸 9.持続 10.準備 11.商業 12.仮予約

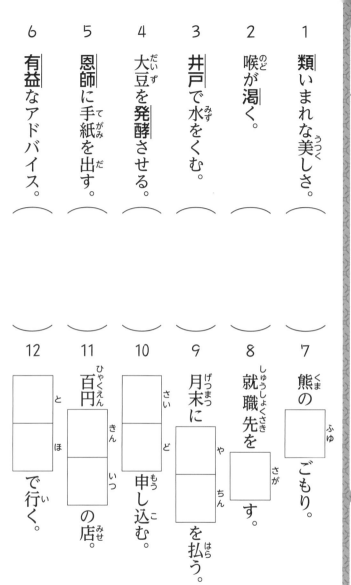

59日

覚えておきたい基本の漢字

——線部は読み方をひらがなで、□は漢字を書きましょう。

月　日

得点　／12

1 煮え湯《ゆ》を飲《の》まされる。（　　）

2 流《なが》れに棹さす。（　　）

3 奇特な心《こころ》がけだ。（　　）

4 汚名を返上《へんじょう》する。（　　）

5 耳障りな音《おと》。（　　）

6 君《きみ》の話《はなし》は噴飯物だ。（　　）

7 □《なさ》けは人《ひと》の為《ため》ならず。

8 □《く》□《かく》整理《せいり》が行《おこな》われる。

9 紙《し》幅《ふく》の都合《つごう》で□《かつ》□《あい》する。

10 □《しゅく》□《えん》に招《まね》かれる。

11 天《てん》地《ち》□《む》□《よう》の箱《はこ》。

12 こんな仕事《しごと》、□《やく》□《ぶ》□《そく》だ。

57日の答え ▶ 1.のと 2.かが 3.おわり 4.いせ 5.おうみ 6.きい 7.せっつ 8.たんば 9.はりま 10.びぜん

60日

歴史上の人物・出来事（昭和初期）

――線部は読み方をひらがなで、□は漢字を書きましょう。

月　日

得点　／12

1　島崎《しまざき》藤村（　　　）

2　犬養毅《つよし》（　　　）

3　宮沢《みやざわ》賢治（　　　）

4　世界《せかい》恐慌（　　　）

5　金輸《きんゆ》出《しゅつ》解禁（　　　）

6　ポツダム宣言《せんげん》受諾（　　　）

7　□《たね》□《だ》山頭火《さんとうか》

8　新美《にいみ》□《なん》□《きち》

9　男子《だんし》普通《ふつう》□《せん》□《きょ》の実施《じっし》

10　□《まん》□《しゅう》事変《じへん》

11　室戸《むろと》□《たい》□《ふう》上陸《じょうりく》

12　国際連盟《こくさいれんめい》□《だっ》□《たい》

58日の答え ▶ 1. たぐ 2. かわ 3. いど 4. はっこう 5. おんし 6. ゆうえき 7. 冬 8. 探（捜） 9. 家賃 10. 再度 11. 均一 12. 徒歩

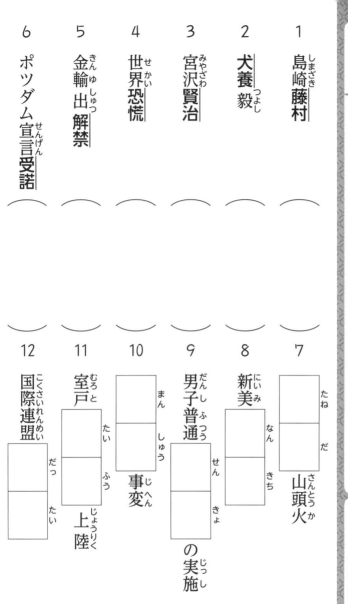

61日

覚えておきたい基本の漢字

――線部は読み方をひらがなで、□は漢字を書きましょう。

1 遊《あそ》びに飽きる。（　　）

2 厚くもてなす。（　　）

3 親戚付《づ》き合《あ》い。（　　）

4 諸外国《しょがいこく》を歴訪する。（　　）

5 久々《ひさびさ》の帰省。（　　）

6 容量が大《おお》きい。（　　）

7 みんなで□《わ》になる。

8 友《とも》の門出《かどで》を□《しゅく》□《ふく》する。

9 この街《まち》は□《ち》□《あん》が良《よ》い。

10 □《にゅう》□《ねん》に掃除《そうじ》する。

11 ピアノ□《きょう》□《しつ》に通《かよ》う。

12 部屋《へや》の□《めん》□《せき》を測《はか》る。

月　日

得点　／12

59日の答え▶ 1.に 2.さお 3.きとく 4.おめい 5.みみざわ 6.ふんぱんもの 7.情 8.区画 9.割愛 10.祝宴 11.無用 12.役不足

62日

慣用句

——線部は読み方をひらがなで、□は漢字を書きましょう。

1 顔《かお》に泥を塗《ぬ》る（　）

2 後《うし》ろ髪を引《ひ》かれる（　）

3 手塩にかける（　）

4 株が上《あ》がる（　）

5 恩に着《き》せる（　）

6 歯《は》に衣着《き》せぬ（　）

7 □《お》り紙《がみ》つき

8 □《くち》□《ぐるま》に乗《の》せる

9 □《せ》に腹《はら》はかえられぬ

10 へそで□《ちゃ》を沸《わ》かす

11 目《め》を□《ひか》らす

12 □《むし》が知《し》らせる

月　日

得点　／12

60日の答え ▶ 1.とうそん 2.いぬかい 3.けんじ 4.きょうこう 5.かいきん 6.じゅだく 7.種田 8.南吉 9.選挙 10.満州（洲）11.台風 12.脱退

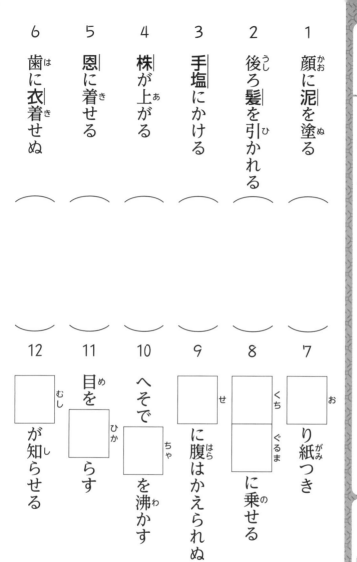

63日 覚えておきたい基本の漢字

――線部は読み方をひらがなで、□は漢字を書きましょう。

月　日

得点　／12

1 自らの力《ちから》を信《しん》じる。（　　）

2 老いた馬《うま》。（　　）

3 毒舌のタレント。（　　）

4 透明なビニール。（　　）

5 心《こころ》を打《う》つ絶景。（　　）

6 チームの副将。（　　）

7 発想《はっそう》が□《まず》しい。

8 □《わり》に合《あ》わない。

9 □《すな》□《はま》で日《ひ》焼《や》けする。

10 ビルの□《けん》□《せつ》工事《こうじ》。

11 □《しゅ》□《い》を奪還《だっかん》する。

12 式典《しきてん》の□《し》□《かい》をする。

61日の答え ▶ 1. あ 2. あつ 3. しんせき 4. れきほう 5. きせい 6. ようりょう 7. 輪 8. 祝福 9. 治安 10. 入念 11. 教室 12. 面積

64日

同訓異字

□に漢字を書きましょう。

1　絵《え》が気《き》に□《い》る。

2　多《おお》くの金《かね》が□《い》る。

3　罪《つみ》を□《おか》す。

4　危《き》険《けん》を□《おか》す。

5　権《けん》利《り》を□《おか》す。

6　荷《に》物《もつ》を郵《ゆう》便《びん》で□《おく》る。

7　妻《つま》に花《はな》を□《おく》る。

8　北《きた》を□《さ》す。

9　西《にし》日《び》が□《さ》す。

10　鼻《はな》を□《さ》す臭《にお》い。

月　日

得点　／10

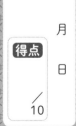

62日の答え ▶ 1. どろ 2. がみ 3. てしお 4. かぶ 5. おん 6. きぬ 7. 折 8. 口車 9. 背 10. 茶 11. 光 12. 虫

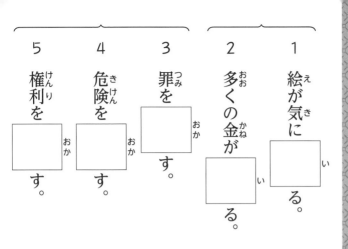

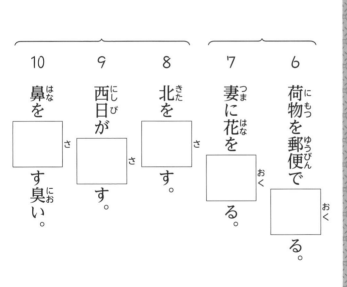

65日

秋の花の名前

——線部は読み方をひらがなで、□は漢字を書きましょう。

1 萩（　　　）

2 鶏頭（　　　）

3 撫子（　　　）

4 桔梗（　　　）

5 彼岸花《ばな》（　　　）

6 □《きく》

7 □《せん》□《にち》草《そう》

8 □《きん》□《もく》犀《せい》

9 □《おお》□《いぬ》蓼《たで》

10 □《じゅう》□《がつ》桜《ざくら》

月　日

得点　／10

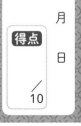

63日の答え ▶ 1.みずか 2.お 3.どくぜつ 4.とうめい 5.ぜっけい 6.ふくしょう 7.貧 8.割 9.砂浜 10.建設 11.首位 12.司会

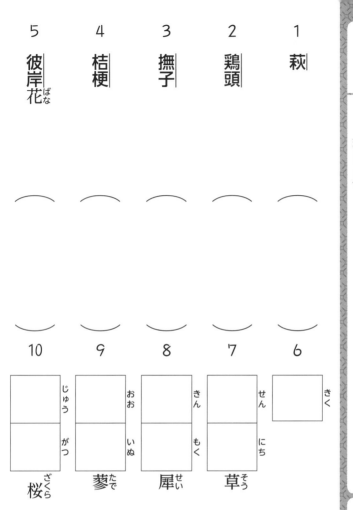

66日

覚えておきたい基本の漢字

——線部は読み方をひらがなで、□は漢字を書きましょう。

月　日

得点　／12

1 額にかかる前髪《まえがみ》。（　　）

2 要望《ようぼう》に応える。（　　）

3 事態《じたい》が混迷する。（　　）

4 岩壁をよじ登《のぼ》る。（　　）

5 ライバルを蹴散らす。（　　）

6 重宝している時計《とけい》。（　　）

7 ダーツの□《まと》。

8 □《れい》を挙《あ》げて説明《せつめい》する。

9 カラオケで□《せん》□《きょく》する。

10 今日《きょう》の空《そら》は□《かい》□《せい》だ。

11 □《くすり》□《ばこ》を取《と》り出《だ》す。

12 □《ど》□《かん》に座《すわ》る猫《ねこ》。

64日の答え ▶ 1.入 2.要 3.犯 4.冒 5.侵 6.送 7.贈 8.指 9.差（射）10.刺

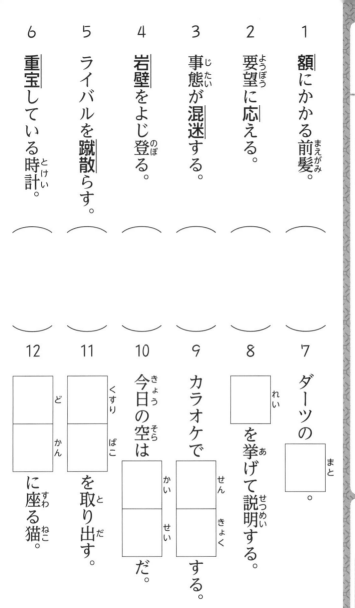

67日

四字熟語

——線部は読み方をひらがなで、□は漢字を書きましょう。

1 阿鼻叫喚《きょうかん》

2 唯唯《いい》諾諾

3 疑《ぎ》心《しん》暗鬼

4 心願《しんがん》成就

5 危急存亡《そんぼう》

6 信賞必罰《ひつばつ》

7 □《なん》船《せん》□《ほく》馬《ば》

8 一挙《いっきょ》□《りょう》□《とく》

9 七転《しちてん》□《ばっ》□《とう》

10 □《てん》□《ち》神明《しんめい》

11 □《む》□《み》乾燥《かんそう》

12 □《たい》□《げん》壮語《そうご》

月　日

得点　／12

65日の答え▶ 1.はぎ 2.けいとう 3.なでしこ 4.ききょう 5.ひがん 6.菊 7.千日 8.金木 9.大犬 10.十月

68日

覚えておきたい基本の漢字

——線部は読み方をひらがなで、□は漢字を書きましょう。

月　日

得点　／12

1 セーターが縮む。

2 面白《おもしろ》い冗談。

3 典型的《てき》な日本人《にほんじん》。

4 河川の流域《りゅういき》調査《ちょうさ》。

5 何者も恐《おそ》れない。

6 氷砂糖をなめる。

7 弟《おとうと》の□《か》わりに謝《あやま》る。

8 意見《いけん》を□《の》べる。

9 贈《おく》り物《もの》を□《ほう》□《そう》する。

10 □《しょう》□《じき》に話《はな》す。

11 犯人《はんにん》を□《すい》□《り》する名探偵《めいたんてい》。

12 □《ひ》□《こう》□《き》に乗《の》る。

66日の答え ▶ 1.ひたい 2.こた 3.こんめい 4.がんぺき（いわかべ）5.けち 6.ちょうほう 7.的 8.例 9.選曲 10.快晴 11.薬箱 12.土管

69日

郷土料理（東日本編）

――線部は読み方をひらがなで、□は漢字を書きましょう。

月　日

得点　／10

1 三平汁《じる》（北海道《ほっかいどう》）（　　）

2 いちご□《に》（青森《あおもり》）

3 ずんだ餅（宮城《みやぎ》）（　　）

4 板《いた》蕎麦（山形《やまがた》）（　　）

5 □《みみ》うどん（栃木《とちぎ》）

6 塩辛こうこう（千葉《ちば》）（　　）

7 □《ふか》□《がわ》めし（東京《とうきょう》）

8 へらへら□《だん》□《ご》（神奈川《かながわ》）

9 長岡《ながおか》赤飯（新潟《にいがた》）（　　）

10 鰻の蒲焼《かばや》き（静岡《しずおか》）（　　）

67日の答え▶ 1.あび 2.だくだく 3.あんき 4.じょうじゅ 5.ききゅう 6.しんしょう 7.南・北 8.両得 9.八倒 10.天地 11.無味 12.大言

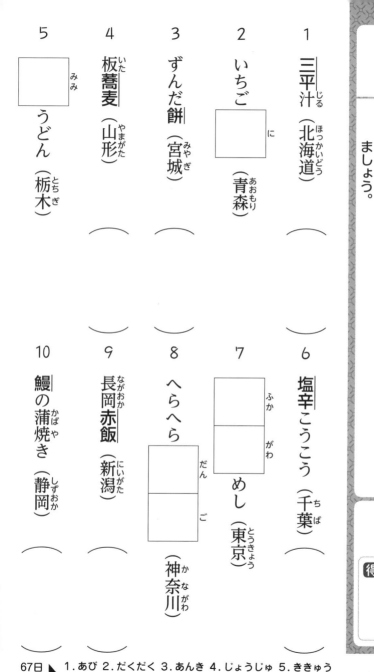

70日 覚えておきたい基本の漢字

――線部は読み方をひらがなで、□は漢字を書きましょう。

月　日

得点　／12

1　罪の意識《いしき》を感《かん》じる。

2　風格のある店《みせ》。

3　寛大な心《こころ》を持《も》つ。

4　茶葉《ちゃば》の粉末。

5　満開の菜《な》の花《はな》。

6　忘年会《ぼうねんかい》の幹事。

7　春《はる》は□《わか》れの季節《きせつ》。

8　明《あ》かりが□《き》える。

9　□《び》□《だん》として語《かた》り継《つ》ぐ。

10　自作《じさく》の曲《きょく》を□《ろく》□《おん》する。

11　人工《じんこう》□《えい》□《せい》の光《ひかり》。

12　□《うお》□《いち》□《ば》を見《み》て回《まわ》る。

68日の答え ▶ 1. ちぢ 2. じょうだん 3. てんけい 4. かせん 5. なにもの 6. こおりざとう 7. 代 8. 述 9. 包装 10. 正直 11. 推理 12. 飛行機

71日

難読語

――線部の読み方をひらがなで書きましょう。

月　日

得点　／10

1 過去《かこ》の例《れい》に倣う。（　　）

2 最新《さいしん》の流行《りゅうこう》に疎い。（　　）

3 損失《そんしつ》を補填する。（　　）

4 事実《じじつ》を隠蔽する。（　　）

5 華奢な体《からだ》つきだ。（　　）

6 団扇で風《かぜ》を送《おく》る。（　　）

7 役者《やくしゃ》冥利に尽《つ》きる。（　　）

8 土砂《どしゃ》が堆積する。（　　）

9 都会《とかい》の雑踏を歩《ある》く。（　　）

10 任務《にんむ》を完遂する。（　　）

69日の答え ▶ 1. さんぺい 2. 煮 3. もち 4. そば 5. 耳 6. しおから 7. 深川 8. 団子 9. せきはん 10. うなぎ

72日

覚えておきたい基本の漢字

――線部は読み方をひらがなで、□は漢字を書きましょう。

1 カメラを構える。（　　）

2 素材を生《い》かす。（　　）

3 大《おお》きな浴槽。（　　）

4 彼《かれ》は良《よ》い投手だ。（　　）

5 牛肉《ぎゅうにく》を解凍する。（　　）

6 製紙工場《こうじょう》で働《はたら》く。（　　）

7 英文《えいぶん》を□《やく》す。

8 □《ひ》□《よう》を捻出《ねんしゅつ》する。

9 □《すがた》□《かたち》の美《うつく》しい人《ひと》。

10 □《そこ》□《ぢから》を見《み》せる。

11 □《ろん》□《し》が明確《めいかく》だ。

12 ご□《しょう》□《わ》ください。

月　日

得点　／12

70日の答え ▶ 1．つみ 2．ふうかく 3．かんだい 4．ふんまつ 5．まんかい 6．かんじ 7．別 8．消 9．美談 10．録音 11．衛星 12．魚市場

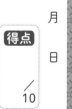

73日

スポーツに関する言葉

――線部は読み方をひらがなで、□は漢字を書きましょう。

1 卓球

2 砲丸投《な》げ

3 走《はし》り幅跳び

4 軟式テニス

5 クレー射撃

6 ばじゅつ

7 きょうえい

8 えきでん

9 じゅうりょう挙《あ》げ

10 しんたいそう

月　日

得点　／10

71日の答え ▶ 1. なら 2. うと 3. ほてん 4. いんぺい 5. きゃしゃ 6. うちわ 7. みょうり 8. たいせき 9. ざっとう 10. かんすい

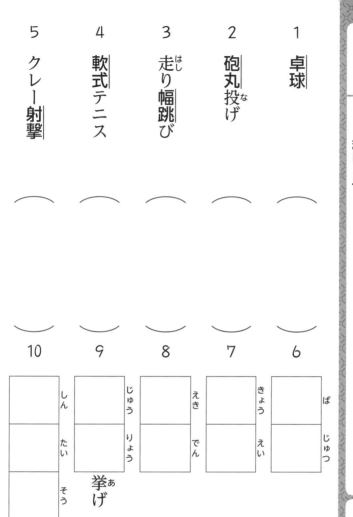

74日

部首が分かりにくい漢字

□に漢字を書きましょう。

月　日

得点

／10

【部首が「乚」の漢字】

1 □《らん》闘《とう》騒《さわ》ぎが起《お》きる。

2 毎日《まいにち》牛《ぎゅう》□《にゅう》を飲《の》む。

【部首が「木」の漢字】

3 間《ま》もなく電車《でんしゃ》が□《く》る。

4 □《ひがし》から西《にし》へ向《む》かう。

5 布《ぬの》地《じ》を□《そ》める。

【部首が「日」の漢字】

6 □《ちゅう》食《しょく》をとる。

7 □《しゅん》眠《みん》暁《あかつき》を覚《おぼ》えず。

8 避《ひ》□《しょ》地《ち》で涼《すず》む。

9 太《たい》陽《よう》□《れき》の採《さい》用《よう》。

10 □《ぜ》も非《ひ》もない。

72日の答え▶ 1. かま 2. そざい 3. よくそう 4. とうしゅ 5. かいとう 6. せいし 7. 訳 8. 費用 9. 姿形 10. 底力 11. 論旨 12. 唱和

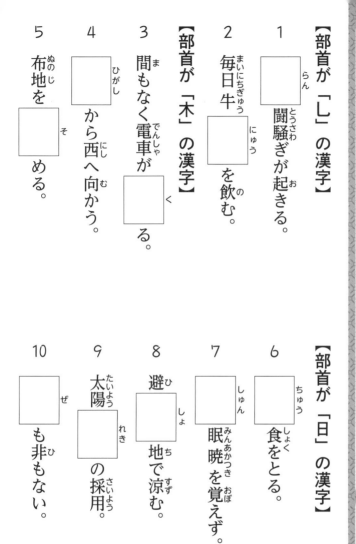

75日

覚えておきたい基本の漢字

——線部は読み方をひらがなで、□は漢字を書きましょう。

月　日

得点

／12

1 仕事《しごと》に慣れる。（　　）

2 木《き》の幹を水《みず》が伝《つた》う。（　　）

3 深窓《しんそう》の令嬢。（　　）

4 逆光でまぶしい。（　　）

5 堂々と主張《しゅちょう》する。（　　）

6 銀行《ぎんこう》の融資を受《う》ける。（　　）

7 海《うみ》と空《そら》の□《さかい》の色《いろ》。

8 □《やさ》しいレベルの問題《もんだい》。

9 日本《にほん》は□《しま》□《ぐに》だ。

10 代々《だいだい》続《つづ》く□《さか》□《や》。

11 □《ふく》□《しん》の部下《ぶか》。

12 曲《きょく》に合《あ》わせて□《さく》□《し》する。

73日の答え▶ 1.たっきゅう 2.ほうがん 3.はばと 4.なんしき 5.しゃげき 6.馬術 7.競泳 8.駅伝 9.重量 10.新体操

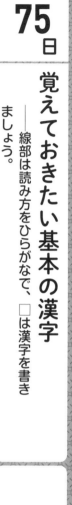

76日

漢字の画数つなぎ

一～十二画までの漢字を順番につなげて進みましょう。画数メモにはあてはまる漢字を書きましょう。

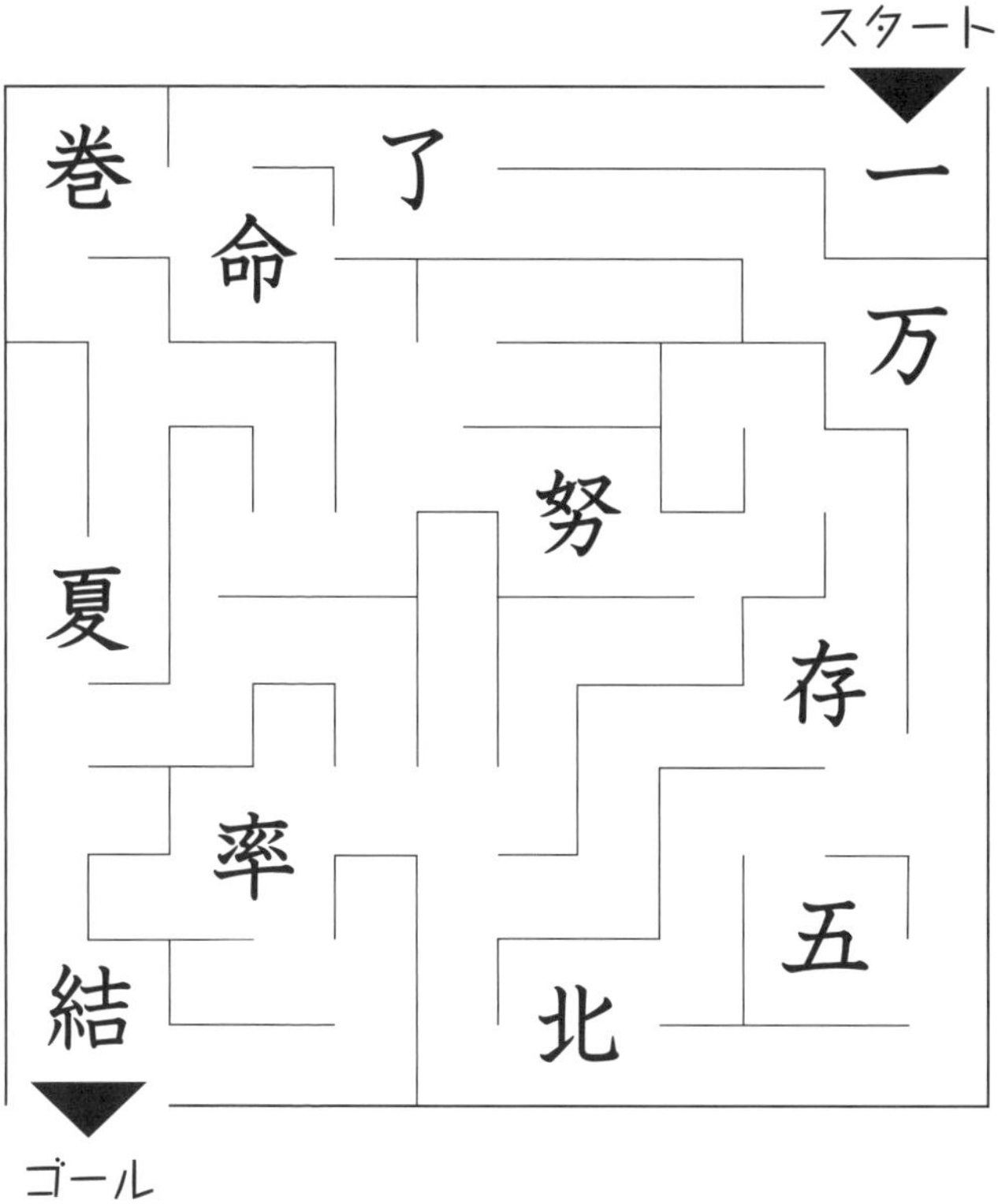

画数メモ

1画	2画	3画	4画	5画	6画

7画	8画	9画	10画	11画	12画

月　日

得点　／12

74日の答え ▶ 1.乱 2.乳 3.来 4.東 5.染 6.昼 7.春 8.暑 9.暦 10.是

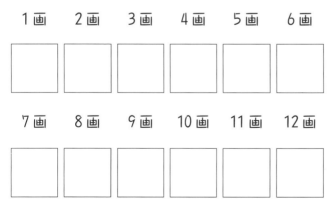

77日

覚えておきたい基本の漢字

——線部は読み方をひらがなで、□は漢字を書きましょう。

1 気《き》持《も》ちを推《お》し量る。（　　）

2 姿が見《み》える。（　　）

3 仏壇に手《て》を合《あ》わせる。（　　）

4 工夫を凝《こ》らす。（　　）

5 喜《よろこ》ばしい快挙。（　　）

6 美《うつく》しい雪《ゆき》の結晶。（　　）

7 引《ひ》っ□《こ》しを祝《いわ》う。

8 これは□《ゆう》□《りょう》な物件《ぶっけん》だ。

9 画《が》集《しゅう》を□《しゅっ》□《ぱん》する。

10 チケットの□《はん》□《けん》。

11 □《いく》□《じ》に奮闘《ふんとう》する。

12 □《よく》□《しつ》乾燥機《かんそうき》。

月　日

得点　／12

75日の答え ▶ 1.な 2.みき 3.れいじょう 4.ぎゃっこう 5.どうどう 6.ゆうし 7.境 8.易 9.島国 10.酒屋 11.腹心 12.作詞

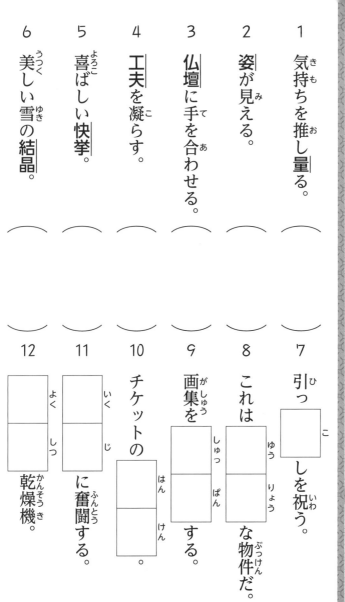

78日

類義語

□に漢字を書き、類義語の組を完成させましょう。

1 入《にゅう》念《ねん》＝□《たん》念《ねん》

2 随《ずい》意《い》＝□《にん》意《い》

3 歴《れき》然《ぜん》＝□《はん》然《ぜん》

4 観《かん》念《ねん》＝□《だん》念《ねん》

5 署《しょ》名《めい》＝□《き》名《めい》

6 精《せい》読《どく》＝□《じゅく》読《どく》

7 屋《おく》外《がい》＝□《こ》外《がい》

8 利《り》用《よう》＝□《かつ》用《よう》

9 着《ちゃく》実《じつ》＝□《けん》実《じつ》

10 好《こう》調《ちょう》＝□《じゅん》調《ちょう》

11 資《し》産《さん》＝□《ざい》産《さん》

12 天《てん》然《ねん》＝□《し》然《ぜん》

月　日

得点　／12

76日の答え ▶ 一→了→万→五→北→存→努→命→巻→夏→率→結

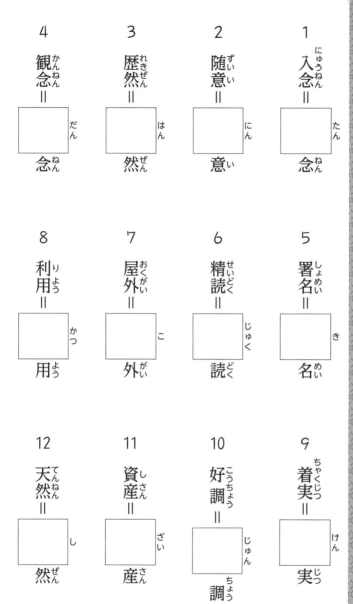

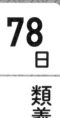

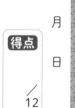

79日

季節に関する言葉（秋）

——線部は読み方をひらがなで、□は漢字を書きましょう。

月　日

得点　／12

1 馬《うま》肥ゆる（　　）

2 重陽（　　）

3 寒露（　　）

4 鈴虫（　　）

5 夜長（　　）

6 落花生（　　）

7 流《なが》れ□《ぼし》

8 □《どく》□《しょ》

9 □《しん》□《まい》

10 □《つき》□《み》

11 □《ぶん》□《か》の日《ひ》

12 □《うん》□《どう》□《かい》

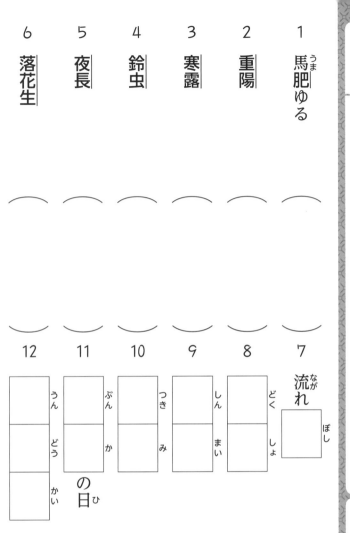

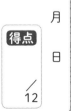

80日

覚えておきたい基本の漢字

——線部は読み方をひらがなで、□は漢字を書きましょう。

月　日

得点　／12

1 過《あやま》ちを許される。（　　）

2 職務を果《は》たす。（　　）

3 一葉の写真《しゃしん》。（　　）

4 毎度のことだ。（　　）

5 浅薄な考《かんが》え。（　　）

6 旧姓を告《つ》げる。（　　）

7 □《まね》き猫《ねこ》の置物《おきもの》。

8 データが文字《もじ》□《ば》けする。

9 □《でん》□《ぱ》塔《とう》を建《た》てる。

10 時間《じかん》を□《たん》□《しゅく》する。

11 □《きょう》□《よう》を身《み》につける。

12 惜《お》しみない□《はく》□《しゅ》。

78日の答え　1.丹 2.任 3.判 4.断 5.記 6.熟 7.戸 8.活 9.堅 10.順 11.財 12.自

81日

書き間違えやすい漢字・言葉

□に漢字を書きましょう。

月　日

得点　／10

1　畑《はたけ》を□《たがや》す。

2　ピアノを□《かな》でる。

3　二《ふた》つのものを対《たい》□《ひ》する。

4　神仏《しんぶつ》を□《おが》む。

5　野菜《やさい》を□《きざ》む。

6　貿《ぼう》□《えき》で栄《さか》える。

7　派手《はで》な色《いろ》の□《かん》板《ばん》。

8　□《ぎ》理《り》人情《にんじょう》に厚《あつ》い。

9　□《しゅく》□《しょう》コピーをする。

10　□《ひ》□《じょう》□《ぐち》を確認《かくにん》する。

79日の答え ▶ 1.こ 2.ちょうよう 3.かんろ 4.すずむし 5.よなが 6.らっかせい 7.星 8.読書 9.新米 10.月見 11.文化 12.運動会

82日

覚えておきたい基本の漢字

——線部は読み方をひらがなで、□は漢字を書きましょう。

月　日

得点　／12

1 時《とき》が過ぎゆく。（　　）

2 会社《かいしゃ》まで往復する。（　　）

3 食《た》べ物《もの》を貯蔵する。（　　）

4 新勢力《しんせいりょく》の台頭。（　　）

5 人体《じんたい》の自然《しぜん》治癒力《りょく》。（　　）

6 探検隊を組織《そしき》する。（　　）

7 友人宅《ゆうじんたく》を□《たず》ねる。

8 すすきの□《ほ》が揺《ゆ》れる。

9 □《い》□《ふく》を整《ととの》える。

10 ルーペで□《かく》□《だい》する。

11 □《じゅう》□《らい》の定説《ていせつ》。

12 □《み》□《ち》の国《くに》に行《い》きたい。

80日の答え ▶ 1.ゆる 2.しょくむ 3.いちよう 4.まいど 5.せんぱく 6.きゅうせい 7.招 8.化 9.電波 10.短縮 11.教養 12.拍手

83日

観光名所（西日本編）

——線部の読み方をひらがなで書きましょう。

1 白米《しろよね》千枚田（石川《いしかわ》）（　　）

2 東尋坊（福井《ふくい》）（　　）

3 飛驒高山《たかやま》（岐阜《ぎふ》）（　　）

4 おかげ横丁（三重《みえ》）（　　）

5 琵琶湖（滋賀《しが》）（　　）

6 清水寺《でら》（京都《きょうと》）（　　）

7 興福寺《じ》（奈良《なら》）（　　）

8 通天閣（大阪《おおさか》）（　　）

9 潮岬（和歌山《わかやま》）（　　）

10 姫路城《じょう》（兵庫《ひょうご》）（　　）

月　日

得点　／10

81日の答え ▶ 1.耕 2.奏 3.比 4.拝 5.刻 6.易 7.看 8.義 9.縮小 10.非常口

84日

覚えておきたい基本の漢字

——線部は読み方をひらがなで、□は漢字を書きましょう。

月　日

得点　／12

1 左右《さゆう》が**等**しい。（　　）

2 強《つよ》い風《かぜ》が**吹**く。（　　）

3 **芝居**を見《み》に行《い》く。（　　）

4 規格《きかく》に**準拠**する。（　　）

5 **断腸**の思《おも》い。（　　）

6 **技能**検定《けんてい》を受《う》ける。（　　）

7 □《は》てしない旅《たび》。

8 □《いきお》いに押《お》される。

9 □《どう》□《わ》の読《よ》み聞《き》かせ。

10 □《しつ》□《もん》に答《こた》える。

11 □《かい》□《ぎ》に遅《おく》れる。

12 □《れん》□《たい》責任《せきにん》を負《お》う。

82日の答え▶ 1. す 2. おうふく 3. ちょぞう 4. たいとう 5. ちゆ 6. たんけんたい 7. 訪 8. 穂 9. 衣服 10. 拡大 11. 従来 12. 未知

85日

特別な読み方の言葉

――線部の読み方をひらがなで書きましょう。

1 素《す》振《ぶ》り用《よう》の竹刀。（　　）

2 行方をくらます。（　　）

3 若人が集《つど》う場《ば》所《しょ》。（　　）

4 名残惜《お》しい。（　　）

5 白髪染《ぞ》めを買《か》う。（　　）

6 旅《たび》の土産を買《か》う。（　　）

7 砂利道《みち》を歩《ある》く。（　　）

8 母屋を改《かい》築《ちく》する。（　　）

9 家《か》事《じ》を手伝う。（　　）

10 早乙女の歌《うた》声《ごえ》。（　　）

月　日

得点　／10

83日の答え ▶ 1. せんまいだ 2. とうじんぼう 3. ひだ 4. よこちょう 5. びわこ 6. きよみず 7. こうふく 8. つうてんかく 9. しおのみさき 10. ひめじ

86日

覚えておきたい基本の漢字

――線部は読み方をひらがなで、□は漢字を書きましょう。

月　日

得点　／12

1 駅《えき》は向《む》こうに在る。

2 麦茶を飲《の》む。

3 一切《いっさい》を超越する。

4 物語《ものがたり》を要約する。

5 情報を発信《はっしん》する。

6 りんごの果樹園。

7 □《たし》かな実績《じっせき》がある。

8 □《ほとけ》の顔《かお》も三度《さんど》まで。

9 □《かぶ》□《しき》会社《がいしゃ》の経営《けいえい》。

10 カップに□《ねっ》□《とう》を注《そそ》ぐ。

11 精一杯《せいいっぱい》の□《ゆう》□《き》。

12 植木《うえき》に□《し》□《ちゅう》を立《た》てる。

84日の答え ▶ 1. ひと 2. ふ 3. しばい 4. じゅんきょ 5. だんちょう 6. ぎのう 7. 果 8. 勢 9. 童話 10. 質問 11. 会議 12. 連帯

87日

調味料

——線部は読み方をひらがなで、□は漢字を書きましょう。

1 胡麻だれ（　　）

2 醤油（　　）

3 豚骨（　　）

4 油脂（　　）

5 味噌（　　）

6 □《さ》□《とう》

7 □《しち》□《み》

8 ぽん□《ず》

9 あら□《じお》

10 □《こん》□《ぶ》出汁《だし》

月　日

得点

／10

85日の答え ▶ 1.しない 2.ゆくえ 3.わこうど 4.なごり 5.しらが 6.みやげ 7.じゃり 8.おもや 9.てつだ 10.さおとめ

88日

同訓異字

□に漢字を書きましょう。

1 荷物《にもつ》を棚《たな》に□《あ》げる。

2 具体的《ぐたいてき》な例《れい》を□《あ》げる。

3 天《てん》ぷらを□《あ》げる。

4 電話《でんわ》を取《と》り□《つ》ぐ。

5 家業《かぎょう》の工務店《こうむてん》を□《つ》ぐ。

6 台風《たいふう》に□《そな》える。

7 神前《しんぜん》に花《はな》を□《そな》える。

8 薬《くすり》が□《き》く。

9 彼《かれ》は気《き》が□《き》く。

10 □《き》く耳《みみ》を持《も》たない。

月　日

得点　／10

86日の答え ▶ 1.あ 2.むぎちゃ 3.ちょうえつ 4.ようやく 5.じょうほう 6.かじゅえん 7.確 8.仏 9.株式 10.熱湯 11.勇気 12.支柱

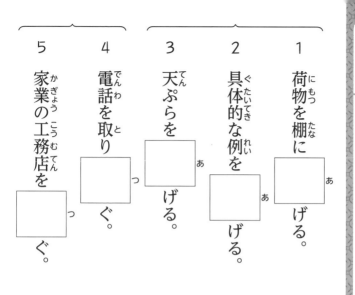

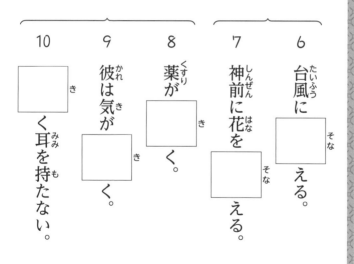

89日

覚えておきたい基本の漢字

――線部は読み方をひらがなで、□は漢字を書きましょう。

1 **趣**ある異国《いこく》の風景《ふうけい》。（　　）

2 深《ふか》い穴《あな》を**掘**る。（　　）

3 平和《へいわ》を**希求**する。（　　）

4 **鉱石**の採《と》れる山《やま》。（　　）

5 **防災**訓練《くんれん》をする。（　　）

6 **圧倒**的《てき》な人気《にんき》。（　　）

7 領収書《りょうしゅうしょ》の□《ただ》し書《が》き。

8 □《あき》が近《ちか》づく気配《けはい》。

9 公演《こうえん》を□《えん》□《き》する。

10 □《ちょう》□《かん》が配達《はいたつ》される。

11 レフェリーの□《はん》□《てい》を待《ま》つ。

12 お□《べん》□《とう》を食《た》べる。

月　日

得点　／12

87日の答え ▶ 1.ごま 2.しょうゆ 3.とんこつ 4.ゆし 5.みそ 6.砂糖 7.七味 8.酢 9.塩 10.昆布

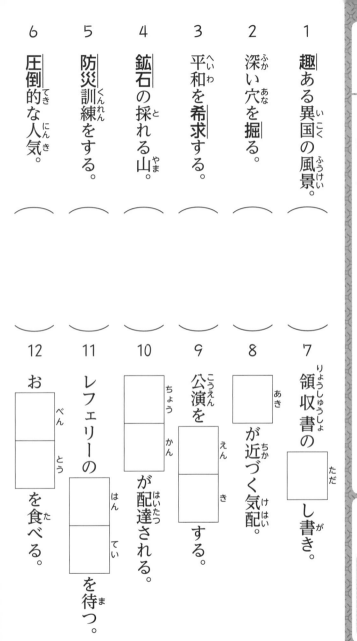

90日

故事成語

——線部は読み方をひらがなで、□は漢字を書きましょう。

月　日

得点　／12

1　知音（　　）

2　青雲の志《こころざし》（　　）

3　換骨奪胎《だったい》（　　）

4　獅子身中《しんちゅう》の虫《むし》（　　）

5　臥薪嘗胆《しょうたん》（　　）

6　一炊の夢《ゆめ》（　　）

7　□《たい》□《き》晩成《ばんせい》

8　□《し》□《めん》楚歌《そか》

9　五十歩《ごじっぽ》□《ひゃっ》歩《ぽ》

10　□《すい》□《ぎょ》の交《まじ》わり

11　先《さき》んずれば人《ひと》を□《せい》す

12　禍転《わざわいてん》じて□《ふく》となす

88日の答え ▶ 1.上 2.挙 3.揚 4.次 5.継 6.備 7.供 8.効 9.利 10.聞

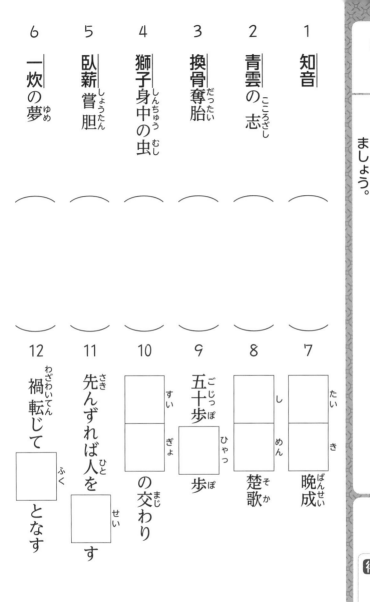

91日

覚えておきたい基本の漢字

――線部は読み方をひらがなで、□は漢字を書きましょう。

1 虎《とら》の鋭い眼光《がんこう》。

2 郡部に暮《く》らす。

3 弓矢の的《まと》。

4 帳簿をつける。

5 種子《しゅし》が発芽する。

6 弱酸性《せい》のシャンプー。

7 □《あま》いショートケーキ。

8 戦国時代《せんごくじだい》の□《しろ》。

9 □《き》□《そく》を守《まも》る。

10 □《はい》□《ざら》を差《さ》し出《だ》す。

11 豊《ゆた》かな人生《じんせい》□《けい》□《けん》。

12 利用《りよう》□《じょう》□《けん》を調《しら》べる。

月　日

得点　／12

89日の答え ▶ 1.おもむき 2.ほ 3.ききゅう 4.こうせき 5.ぼうさい 6.あっとう 7.但 8.秋 9.延期 10.朝刊 11.判定 12.弁当

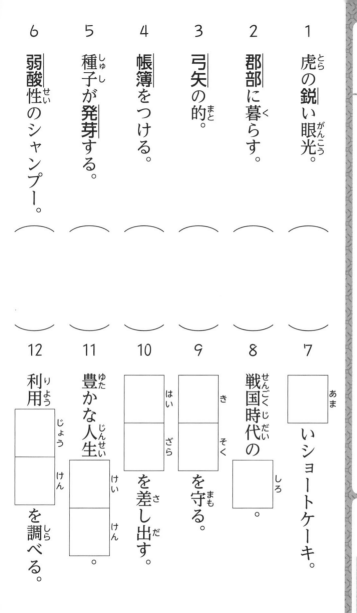

92日

読み間違えやすい漢字・言葉

——線部の読み方をひらがなで書きましょう。

月　日

得点　／10

1 極悪非道《ひどう》な行《おこな》い。（　　）

2 共同研究《きょうどうけんきゅう》の約定。（　　）

3 大臣《だいじん》を更迭する。（　　）

4 作業《さぎょう》の進捗状況《じょうきょう》。（　　）

5 詩歌を朗詠《ろうえい》する。（　　）

6 廉価な商品《しょうひん》を売《う》る。（　　）

7 一足飛《と》びの昇格《しょうかく》。（　　）

8 柔和な表情《ひょうじょう》。（　　）

9 初陣を飾《かざ》る。（　　）

10 世間体を気《き》にする。（　　）

90日の答え ▶ 1. ちいん 2. せいうん 3. かんこつ 4. しし 5. がしん 6. いっすい 7. 大器 8. 四面 9. 百 10 水魚 11. 制 12. 福

93日

懐かしい出来事（1960年代）

——線部は読み方をひらがなで、□は漢字を書きましょう。

1 キューバ危機（　　）

2 佐藤《さとう》内閣発足《ほっそく》（　　）

3 いざなぎ景気（　　）

4 ビートルズ来日（　　）

5 小笠原《おがさわら》諸島返還《へんかん》（　　）

6 □《しゅ》□《と》高速道路《こうそくどうろ》開通《かいつう》

7 ケネディ□《だい》□《とう》□《りょう》暗殺《あんさつ》

8 □《とう》□《きょう》オリンピック開催《かいさい》

9 □《がく》□《せい》運動《うんどう》の激化《げきか》

10 アポロ十一号月面《じゅういちごうげつめん》□《ちゃく》□《りく》

月　日

得点　／10

91日の答え ▶ 1.するど 2.ぐんぶ 3.ゆみや 4.ちょうぼ 5.はつが 6.じゃくさん 7.甘 8.城 9.規則 10.灰皿 11.経験 12.条件

94日

覚えておきたい基本の漢字

——線部は読み方をひらがなで、□は漢字を書きましょう。

1 リーダーを任される。（　　）

2 歯牙にもかけない。（　　）

3 建築関係《かんけい》の仕事《しごと》。（　　）

4 相性を占《うらな》う。（　　）

5 財界のトップ。（　　）

6 水墨画の掛軸《かけじく》。（　　）

7 体脂肪《たいしぼう》を□《へ》らす。

8 食器《しょっき》を□《あら》う。

9 □《てっ》□《ぱん》焼《や》きの店《みせ》。

10 □《こ》□《けい》の石《せっ》けん。

11 身《み》の□《けっ》□《ぱく》を訴《うった》える。

12 □《ちょう》□《へん》小説《しょうせつ》を書《か》く。

月　日

得点　／12

92日の答え ▶ 1.ごくあく 2.やくじょう 3.こうてつ 4.しんちょく 5.しいか（しか） 6.れんか 7.いっそく 8.にゅうわ 9.ういじん 10.せけんてい

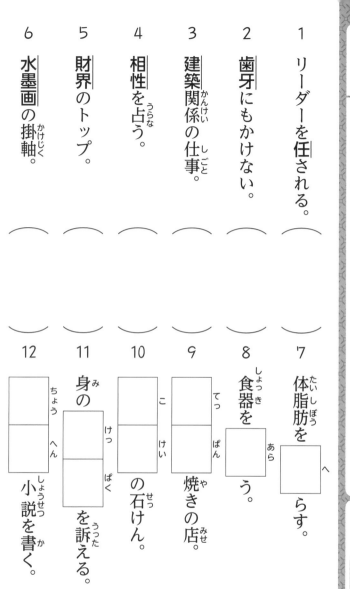

95日

四字熟語

——線部は読み方をひらがなで、□は漢字を書きましょう。

月　日

得点

／12

1 支離滅《めつ》裂《れつ》（　　）

2 一目《いちもく》瞭然（　　）

3 主客転《てん》倒《とう》（　　）

4 首尾一《いっ》貫《かん》（　　）

5 起《き》死《し》回生（　　）

6 牛飲馬《ば》食《しょく》（　　）

7 一《いち》□《ご》一《いち》□《え》

8 有名《ゆうめい》□《む》□《じつ》

9 空《くう》□《り》空《くう》□《ろん》

10 利害《りがい》□《とく》□《しつ》

11 意味《いみ》□《しん》□《ちょう》

12 安心《あんしん》□《りつ》□《めい》

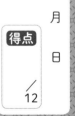

93日の答え ▶ 1.きき 2.ないかく 3.けいき 4.らいにち 5.しょとう 6.首都 7.大統領 8.東京 9.学生 10.着陸

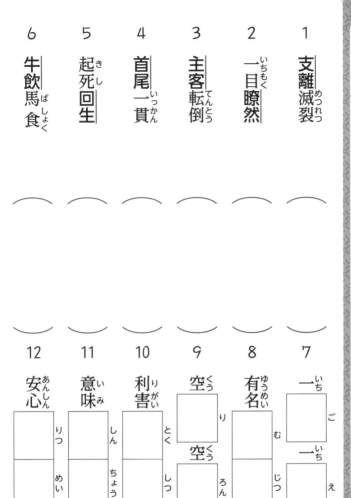

96日

覚えておきたい基本の漢字

——線部は読み方をひらがなで、□は漢字を書きましょう。

月　日

得点　／12

1 告げ口《ぐち》をする。（　　）

2 部下《ぶか》を呼びとめる。（　　）

3 識字率《りつ》が高《たか》い。（　　）

4 様々《さまざま》な娯楽。（　　）

5 アメリカに永住する。（　　）

6 この先《さき》は袋小路だ。（　　）

7 注文《ちゅうもん》の品《しな》が□《とど》く。

8 ガラス□《まど》を拭《ふ》く。

9 日々《ひび》の□□《しゅうかん》。

10 □□《きゅうてい》に仕《つか》える。

11 シネマの□□《じょうえい》時間《じかん》。

12 旅《たび》は□□《みちづ》れ。

94日の答え ▶ 1. まか 2. しが 3. けんちく 4. あいしょう 5. ざいかい 6. すいぼくが 7. 減 8. 洗 9. 鉄板 10. 固形 11. 潔白 12. 長編

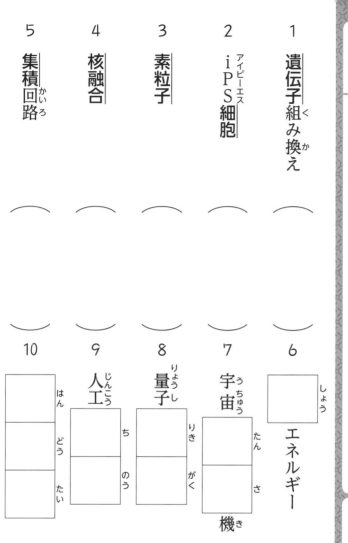

97日

科学・技術に関する言葉

――線部は読み方をひらがなで、□は漢字を書きましょう。

月　日

得点　／10

1 遺伝子組《く》み換《か》え（　　）

2 iPS《アイピーエス》細胞（　　）

3 素粒子（　　）

4 核融合（　　）

5 集積回《かい》路《ろ》（　　）

6 □《しょう》エネルギー

7 宇《う》宙《ちゅう》□《たん》□《さ》機《き》

8 量《りょう》子《し》□《りき》□《がく》

9 人《じん》工《こう》□《ち》□《のう》

10 □《はん》□《どう》□《たい》

95日の答え ▶ 1．しり　2．りょうぜん　3．しゅかく（しゅきゃく）4．しゅび　5．かいせい　6．ぎゅういん　7．期・会　8．無実　9．理・論　10．得失　11．深長　12．立命

98日

覚えておきたい基本の漢字

——線部は読み方をひらがなで、□は漢字を書きましょう。

1 対戦相手《たいせんあいて》を下す。（　　）

2 貴重品《きちょうひん》を預ける。（　　）

3 ルールを徹底する。（　　）

4 謝辞を述《の》べる。（　　）

5 テレビが故障する。（　　）

6 図書館《としょかん》に隣接する。（　　）

7 イタリア□《せい》の車《くるま》。

8 ロープを□《は》る。

9 データを□《ほ》□《ぞん》する。

10 □《か》□《くう》の物語《ものがたり》。

11 □《こく》□《さい》的《てき》な催《もよお》し。

12 □《けい》□《ろう》の日《ひ》。

月　日

得点　／12

96日の答え ▶ 1.つ 2.よ 3.しきじ 4.ごらく 5.えいじゅう 6.ふくろこうじ 7.届 8.窓 9.習慣 10.宮廷 11.上映 12.道連

99日

難読語

——線部の読み方をひらがなで書きましょう。

1 平和《へいわ》を脅かす影《かげ》。（　　　）

2 髪《かみ》の毛《け》が絡まる。（　　　）

3 賄賂を禁《きん》じる。（　　　）

4 英語《えいご》を流暢に話《はな》す。（　　　）

5 情報《じょうほう》が漏洩する。（　　　）

6 結末《けつまつ》に呆然とする。（　　　）

7 律儀な若者《わかもの》だ。（　　　）

8 事実《じじつ》を歪曲する。（　　　）

9 神《かみ》を冒涜する行《おこな》い。（　　　）

10 洞察力《りょく》がある。（　　　）

月　日

得点　／10

97日の答え ▶ 1.いでんし 2.さいぼう 3.そりゅうし 4.かくゆうごう 5.しゅうせき 6.省 7.探査 8.力学 9.知能 10.半導体

100日

覚えておきたい基本の漢字

——線部は読み方をひらがなで、□は漢字を書きましょう。

月　日

得点　／12

1 目《め》に涙をためる。（　　）

2 精巧なロボット。（　　）

3 賀詞交換会《こうかんかい》。（　　）

4 冷静に対処《たいしょ》する。（　　）

5 メダルを授与する。（　　）

6 暴風雨が強《つよ》くなる。（　　）

7 二色《にしょく》の絵《え》の具《ぐ》が□《ま》じる。

8 みかんをかごに□《も》る。

9 □《か》□《せつ》を立《た》てて考《かんが》える。

10 □《しゃ》□《りん》を取《と》り換《か》える。

11 □《せん》□《でん》文《もん》句《く》につられる。

12 □《のう》□《ぜい》の義《ぎ》務《む》を果《は》たす。

98日の答え ▶ 1. くだ 2. あず 3. てってい 4. しゃじ 5. こしょう 6. りんせつ 7. 製 8. 張 9. 保存 10. 架空 11. 国際 12. 敬老

101日

さまざまな職業

――線部は読み方をひらがなで、□は漢字を書きましょう。

得点　／10

月　日

1　俳優（　　）

2　酪農家《か》（　　）

3　翻訳家《か》（　　）

4　薬剤師《し》（　　）

5　服飾デザイナー（　　）

6　プロスポーツ□《せん》□《しゅ》

7　□《び》□《よう》師《し》

8　□《ちょう》□《り》師《し》

9　□《さっ》□《きょく》家《か》

10　気象《きしょう》□《よ》□《ほう》□《し》

99日の答え▶ 1．おびや 2．から 3．わいろ 4．りゅうちょう 5．ろうえい 6．ぼうぜん 7．りちぎ 8．わいきょく 9．ぼうとく 10．どうさつ

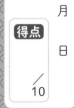

102日

送り仮名

〔　〕に漢字と送り仮名を書きましょう。

1　不《ふ》用《よう》品《ひん》を〔　すてる　〕。

2　外《がい》気《き》に〔　ふれる　〕。

3　夕《ゆう》日《ひ》に〔　はえる　〕。

4　古《こ》寺《じ》を〔　おとずれる　〕。

5　水《すい》分《ぶん》を〔　おぎなう　〕。

6　〔　おさない　〕弟《おとうと》をあやす。

7　ケーキを〔　いただく　〕。

8　権《けん》力《りょく》と〔　たたかう　〕。

9　チームを〔　ひきいる　〕。

10　勝《しょう》負《ぶ》を〔　おりる　〕。

月　日

得点　／10

100日の答え▶ 1. なみだ 2. せいこう 3. がし 4. れいせい 5. じゅよ 6. ぼうふうう 7. 混 8. 盛 9. 仮説 10. 車輪 11. 宣伝 12. 納税

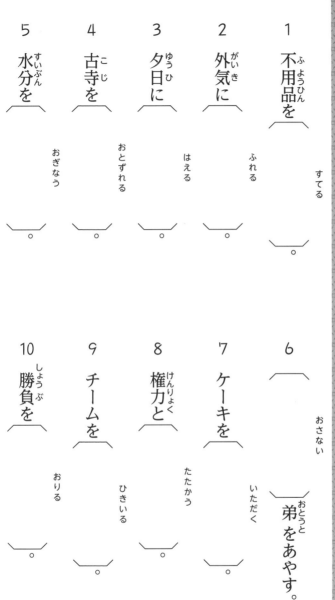

103日

覚えておきたい基本の漢字

——線部は読み方をひらがなで、□は漢字を書きましょう。

月　日

得点　／12

1 配下《はいか》を従える。（　　）

2 裏町にあるカフェ。（　　）

3 塩《しお》加減が絶妙《ぜつみょう》だ。（　　）

4 オペラの元祖。（　　）

5 攻守が入《い》れ替《か》わる。（　　）

6 動《うご》かぬ証拠がある。（　　）

7 聞《き》いたことが□《な》い。

8 列《れつ》が□《みだ》れる。

9 写真《しゃしん》を□《だい》□《し》に貼《は》る。

10 白《しろ》い服《ふく》が□《に》□《あ》う。

11 □《ゆう》□《らん》船《せん》に乗《の》る。

12 □《しん》□《せい》な儀《ぎ》式《しき》。

101日の答え▶ 1.はいゆう 2.らくのう 3.ほんやく 4.やくざい 5.ふくしょく 6.選手 7.美容 8.調理 9.作曲 10.予報士

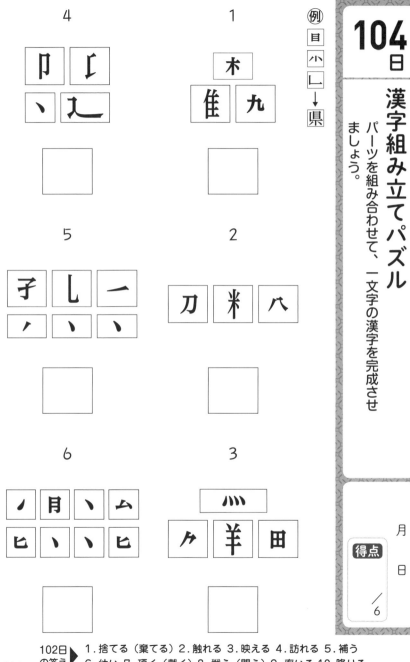

104日

漢字組み立てパズル

パーツを組み合わせて、一文字の漢字を完成させましょう。

月　日

得点　／6

例　目　小　乚　→　県

1

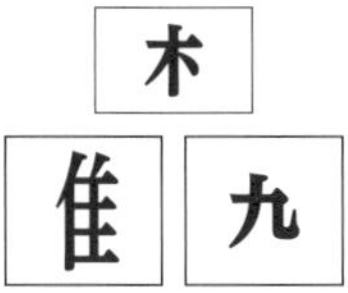

2

3

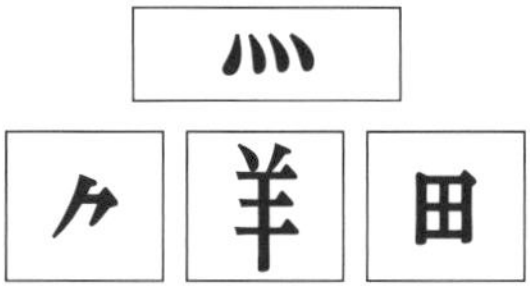

4

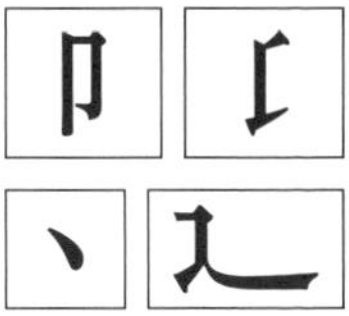

5

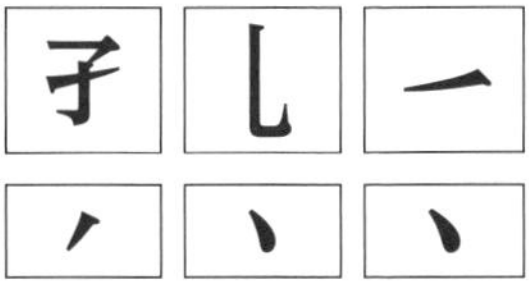

6

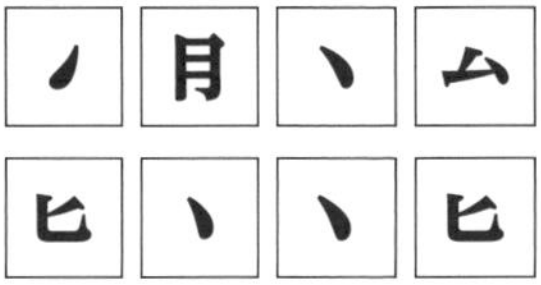

102日の答え▶ 1.捨てる（棄てる）2.触れる 3.映える 4.訪れる 5.補う 6.幼い 7.頂く（戴く）8.戦う（闘う）9.率いる 10.降りる

105日

覚えておきたい基本の漢字

――線部は読み方をひらがなで、□は漢字を書きましょう。

月　日

得点

／12

1 タンポポの茎。（　　）

2 破竹の勢《いきお》いで進《すす》む。（　　）

3 マシンを改造する。（　　）

4 お節介をやく。（　　）

5 ガラスが飛散する。（　　）

6 秩序《ちつじょ》が崩壊する。（　　）

7 ツアーに申《もう》し□《こ》む。

8 □《きん》□《がく》を確《たし》かめる。

9 近所《きんじょ》の□《い》□《りょう》品店《ひんてん》。

10 □《はな》□《たば》を贈《おく》る。

11 優《やさ》しい□《く》□《ちょう》で話《はな》す。

12 □《ぜっ》□《きょう》マシンに乗《の》る。

103日の答え▶ 1.したが 2.うらまち 3.かげん 4.がんそ 5.こうしゅ 6.しょうこ 7.無 8.乱 9.台紙 10.似合 11.遊覧 12.神聖

106日

五字以上の熟語

——線部は読み方をひらがなで、□は漢字を書きましょう。

月　日

得点　／12

1 摩訶不思議《ふしぎ》（　　）

2 小田原《おだわら》評定（　　）

3 日常《にちじょう》茶飯事（　　）

4 井戸端会議《かいぎ》（　　）

5 一姫二太郎（　　）

6 得手不得手（　　）

7 □《げん》□《こう》不一致《ふいっち》

8 基本的《きほんてき》□《じん》□《けん》

9 希望的《きぼうてき》□《かん》□《そく》

10 □《いっ》□《てん》豪華主義《ごうかしゅぎ》

11 運命《うんめい》□《きょう》□《どう》□《たい》

12 一《いっ》□《きょ》□《しゅ》一《いっ》□《とう》□《そく》

104日の答え ▶ 1.雑 2.粉 3.鮮 4.迎 5.乳 6.熊

107日

さまざまな地名

――線部の読み方をひらがなで書きましょう。

月　日

得点　／10

1 札幌の雪祭《ゆきまつ》り。（　　）

2 氷都《ひょうと》と呼《よ》ばれる八戸。（　　）

3 秋田県《あきたけん》の男鹿半島《はんとう》。（　　）

4 餃子《ぎょうざ》の街《まち》・宇都宮。（　　）

5 埼玉県《さいたまけん》春日部市《し》。（　　）

6 伊豆諸島《いずしょとう》の八丈島《じま》。（　　）

7 甲府盆地《ぼんち》の夜景《やけい》。（　　）

8 熱海の温泉街《おんせんがい》。（　　）

9 福井県《ふくいけん》の敦賀湾《わん》。（　　）

10 とても暑《あつ》い多治見。（　　）

105日の答え▶ 1. くき 2. はちく 3. かいぞう 4. せっかい 5. ひさん 6. ほうかい 7. 込 8. 金額 9. 衣料 10. 花束 11. 口調 12. 絶叫

108日 覚えておきたい基本の漢字

――線部は読み方をひらがなで、□は漢字を書きましょう。

1 きれいなサンゴ礁。（　　）

2 秘術を行《おこな》う。（　　）

3 国王《こくおう》専属の料理人《りょうりにん》。（　　）

4 磁石を使《つか》った実験《じっけん》。（　　）

5 祭《まつ》り会場《かいじょう》の設営。（　　）

6 総称して猿《さる》という。（　　）

7 □《かがみ》に姿《すがた》を映《うつ》す。

8 □《えん》□《ぎ》を披露《ひろう》する。

9 形勢《けいせい》が□《ぎゃく》□《てん》する。

10 国《くに》の□《てん》□《ねん》記念物《きねんぶつ》。

11 □《じょう》□《しき》外《はず》れな言動《げんどう》。

12 いつも□《よう》□《き》な人《ひと》。

月　日

得点　／12

106日の答え　1.まか 2.ひょうじょう 3.さはんじ 4.いどばた 5.いちひめにたろう 6.えてふえて 7.言行 8.人権 9.観測 10.一点 11.共同体 12.挙手・投足

109日

同音異義語

□に漢字を書きましょう。

1. □□《こうい》を寄《よ》せる。
2. 軽率《けいそつ》な□□《こうい》。
3. 太平洋《たいへいよう》を□□《こうかい》する。
4. 作品《さくひん》を□□《こうかい》する。
5. 失言《しつげん》を□□《こうかい》する。
6. 論敵《ろんてき》を□□《ひなん》する。
7. 安全《あんぜん》な場所《ばしょ》に□□《ひなん》する。
8. 調査《ちょうさ》の□□《たいしょう》とする。
9. 左右《さゆう》□□《たいしょう》な図形《ずけい》。
10. 比較《ひかく》□□《たいしょう》する。

月　日

得点　／10

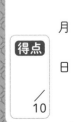

107日の答え▶ 1. さっぽろ 2. はちのへ 3. おが 4. うつのみや 5. かすかべ 6. はちじょう 7. こうふ 8. あたみ 9. つるが 10. たじみ

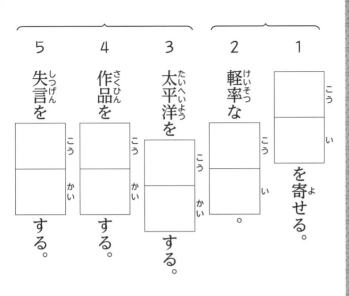

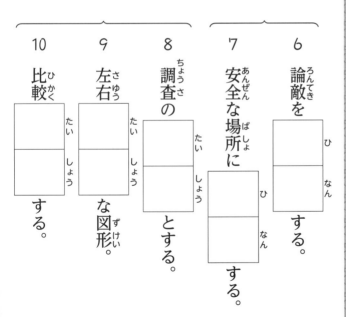

110日

覚えておきたい基本の漢字

——線部は読み方をひらがなで、□は漢字を書きましょう。

月　日

得点　／12

1 円いテーブル。（　　）

2 店名《てんめい》の由来を聞《き》く。（　　）

3 両親に感謝《かんしゃ》する。（　　）

4 ご褒美をもらう。（　　）

5 社長《しゃちょう》が英断を下《くだ》す。（　　）

6 幼稚園の送迎《そうげい》バス。（　　）

7 □《たと》えばの話《はなし》だ。

8 □《あい》□《けん》を連《つ》れて歩《ある》く。

9 厳《きび》しい□《とっ》□《くん》。

10 船《ふね》が□《うん》□《が》を進《すす》む。

11 □《もく》□《てき》を明《あき》らかにする。

12 大《おお》きな□《か》□《のう》□《せい》を秘《ひ》める。

108日の答え▶ 1.しょう 2.ひじゅつ 3.せんぞく 4.じしゃく 5.せつえい 6.そうしょう 7.鏡 8.演技 9.逆転 10.天然 11.常識 12.陽気

111日

住まいに関する言葉

——線部は読み方をひらがなで、□は漢字を書きましょう。

1 玄関

2 屋《や》根《ね》瓦

3 縁側

4 敷居

5 押し入《い》れ

6 □《とこ》の間《ま》

7 □《あま》□《ど》

8 □《かっ》□《て》口《ぐち》

9 □《せん》□《めん》□《じょ》

10 □《ふ》□《ろ》□《ば》

月　日

得点　／10

109日の答え ▶ 1. 好意 2. 行為 3. 航海 4. 公開 5. 後悔 6. 非難（批難）7. 避難 8. 対象 9. 対称 10. 対照

112日

覚えておきたい基本の漢字

——線部は読み方をひらがなで、□は漢字を書きましょう。

月　日

得点　／12

1 計画《けいかく》の要となる物《もの》。

2 ペン軸を取《と》り付《つ》ける。

3 表彰台《だい》に立《た》つ。

4 対応策《たいおうさく》を協議する。

5 農耕民族《みんぞく》の文化《ぶんか》。

6 句読点を打《う》つ。

7 川《かわ》の□《みなもと》。

8 海底《かいてい》に□《しず》む金貨《きんか》。

9 □《こう》□《か》が期待《きたい》できる。

10 □《か》□《こ》の思《おも》い出《で》。

11 コートで□《ぼう》□《かん》する。

12 □《やっ》□《きょく》で働《はたら》く。

110日の答え▶ 1.まる 2.ゆらい 3.りょうしん 4.ほうび 5.えいだん 6.ようちえん 7.例 8.愛犬 9.特訓 10.運河 11.目的 12.可能性

113日

似ている漢字

□に漢字を書きましょう。

1 変《か》わった色《いろ》の□《とり》。

2 大海《たいかい》に浮《う》かぶ□《しま》。

3 水《すい》□《でん》が広《ひろ》がる。

4 □《しん》告書《こくしょ》に記入《きにゅう》する。

5 理《り》□《ゆう》を述《の》べる。

6 □《せん》門家《もんか》の話《はなし》を聞《き》く。

7 □《はく》物館《ぶつかん》へ行《い》く。

8 時《とき》と□《ば》合《あい》による。

9 太《たい》□《よう》の光《ひかり》を浴《あ》びる。

10 □《きず》を消毒《しょうどく》する。

月　日

得点　／10

111日の答え▶ 1.げんかん 2.がわら 3.えんがわ 4.しきい 5.お 6.床 7.雨戸 8.勝手 9.洗面所 10.風呂場

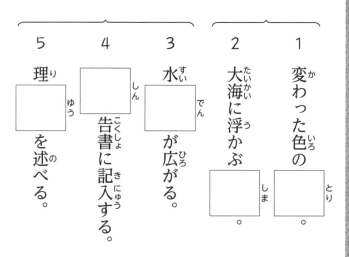

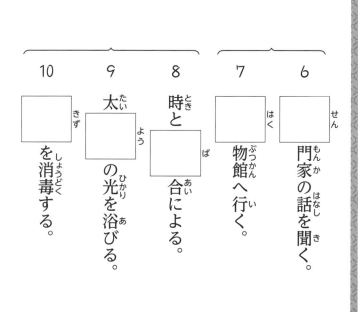

114日

覚えておきたい基本の漢字

——線部は読み方をひらがなで、□は漢字を書きましょう。

月　日

得点　／12

1 小舟《こぶね》で沖に出《で》る。（　　）

2 缶詰《かんづめ》を量産する。（　　）

3 犬《いぬ》の血統書《しょ》。（　　）

4 滋養のある食《た》べ物《もの》。（　　）

5 全巻買《か》い揃《そろ》える。（　　）

6 世界《せかい》が注視する国《くに》。（　　）

7 息《いき》を大《おお》きく□《す》う。

8 □《さく》□《ねん》の出来事《できごと》。

9 □《ぶん》□《ぶ》両道《りょうどう》を目指《めざ》す。

10 地学《ちがく》の□《こう》□《ざ》を受《う》け持《も》つ。

11 □《じん》□《ぎ》に厚《あつ》い人《ひと》。

12 組織《そしき》が□《じゃく》□《たい》□《か》する。

112日の答え ▶ 1.かなめ 2.じく 3.ひょうしょう 4.きょうぎ 5.のうこう 6.くとうてん 7.源 8.沈 9.効果 10.過去 11.防寒 12.薬局

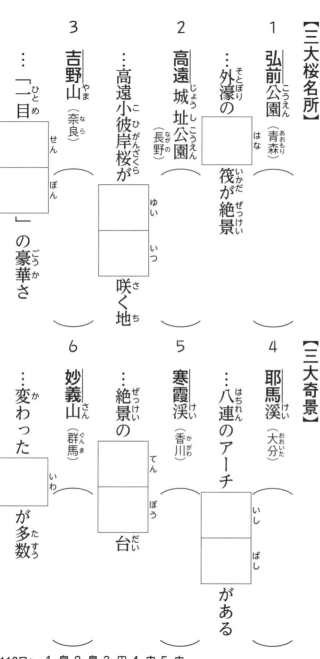

115日

日本の三大桜名所・三大奇景

——線部は読み方をひらがなで、□は漢字を書きましょう。

月　日

得点　／6

【三大桜名所】

1　弘前公園《こうえん》（青森《あおもり》）（　　　）

…外濠《そとぼり》の□《はな》筏《いかだ》が絶景《ぜっけい》

2　高遠城《じょう》址《し》公園《こうえん》（長野《ながの》）（　　　）

…高遠小《こ》彼岸桜《ひがんざくら》が□□《ゆいいつ》咲《さ》く地《ち》

3　吉野山《やま》（奈良《なら》）（　　　）

…「一目《ひとめ》□□《せんぼん》」の豪華《ごうか》さ

【三大奇景】

4　耶馬渓《けい》（大分《おおいた》）（　　　）

…八連《はちれん》のアーチ□□《いしばし》がある

5　寒霞渓《けい》（香川《かがわ》）（　　　）

…絶景《ぜっけい》の□□《てんぼう》台《だい》

6　妙義山《さん》（群馬《ぐんま》）（　　　）

…変《か》わった□《いわ》が多数《たすう》

113日の答え▶ 1．鳥　2．島　3．田　4．申　5．由　6．専　7．博　8．場　9．陽　10．傷

116日

四字熟語

——線部は読み方をひらがなで、□は漢字を書きましょう。

1 盛者《じょうしゃ》必衰

2 片言隻語《せきご》

3 天衣無《む》縫《ほう》

4 一気呵成《かせい》

5 紆余《うよ》曲折

6 感慨無《む》量《りょう》

7 □《ない》憂《ゆう》□《がい》患《かん》

8 因果《いんが》□《おう》□《ほう》

9 日進《にっしん》□《げっ》□《ぽ》

10 誠《せい》□《しん》誠《せい》□《い》

11 □《くん》□《し》豹変《ひょうへん》

12 一網《いちもう》□《だ》□《じん》

月　日

得点　／12

114日の答え ▶ 1.おき 2.りょうさん 3.けっとう 4.じよう 5.ぜんかん 6.ちゅうし 7.吸 8.昨年 9.文武 10.講座 11.仁義 12.弱体化

117日

覚えておきたい基本の漢字

――線部は読み方をひらがなで、□は漢字を書きましょう。

1 喜《よろこ》びが増す。（　　）

2 時計《とけい》の秒針。（　　）

3 胸囲を測定《そくてい》する。（　　）

4 妊婦さんを労《いたわ》る。（　　）

5 バナナを輸出する。（　　）

6 小判を掘《ほ》り当《あ》てた。（　　）

7 お□《とも》を連《つ》れていく。

8 □《じょ》□《こう》運転《うんてん》をする。

9 停電《ていでん》から□《ふっ》□《きゅう》する。

10 売店《ばいてん》に□《きん》□《む》する。

11 手紙《てがみ》を□《せい》□《しょ》する。

12 毎月《まいつき》買《か》う□《ざっ》□《し》。

月　日

得点　／12

115日の答え ▶ 1.ひろさき・花 2.たかとお・唯一 3.よしの・千本 4.やば・石橋 5.かんか・展望 6.みょうぎ・岩

118日

東海道五十三次より

――線部は読み方をひらがなで、□は漢字を書きましょう。

1 □《み》□《つけ》宿《しゅく》

2 □《はま》□《まつ》宿《しゅく》

3 舞坂宿《しゅく》（　　　）

4 新居宿《しゅく》（　　　）

5 白須賀宿《しゅく》（　　　）

6 □《ふた》□《がわ》宿《しゅく》

7 □《よし》□《だ》宿《しゅく》

8 □《あか》□《さか》宿《しゅく》

9 岡崎宿《しゅく》（　　　）

10 鳴海宿《しゅく》（　　　）

月　日

得点　／10

116日の答え▶ 1.ひっすい 2.へんげん 3.てんい 4.いっき 5.きょくせつ 6.かんがい 7.内・外 8.応報 9.月歩 10.心・意 11.君子 12.打尽

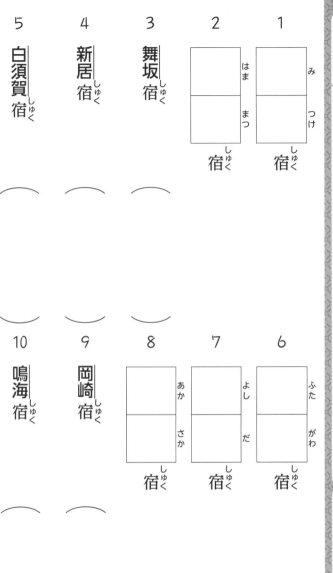

119日

覚えておきたい基本の漢字

——線部は読み方をひらがなで、□は漢字を書きましょう。答えは8ページ。

1　今年《ことし》の新酒《しんしゅ》を造る。（　　）

2　虚偽の申告《しんこく》をする。（　　）

3　南向きの部屋《へや》。（　　）

4　優《すぐ》れた功績を残《のこ》す。（　　）

5　液体がこぼれる。（　　）

6　いつも一緒にいる。（　　）

7　弓《ゆみ》を□《い》る。

8　念願《ねんがん》の□《しょく》□《どう》を開《ひら》く。

9　□《ゆう》□《のう》な秘書《ひしょ》。

10　夢《ゆめ》を□《じつ》□《げん》させる。

11　住民《じゅうみん》□《とう》□《ろく》をする。

12　□《か》□《けい》簿《ぼ》をつける。

月　日

得点　／12

117日の答え ▶ 1.ま 2.びょうしん 3.きょうい 4.にんぷ 5.ゆしゅつ 6.こばん 7.供（伴）8.徐行 9.復旧 10.勤務 11.清書 12.雑誌

120日 同訓異字

□に漢字を書きましょう。答えは9ページ。

1 計算《けいさん》が□《あ》う。

2 懐《なつ》かしい友人《ゆうじん》に□《あ》う。

3 弟《で》子《し》に教《おし》えを□《と》く。

4 問題《もんだい》を□《と》く。

5 絵《え》の具《ぐ》を水《みず》で□《と》く。

6 電車《でんしゃ》に□《の》る。

7 新聞《しんぶん》に写真《しゃしん》が□《の》る。

8 仕《し》事《ごと》の片《かた》が□《つ》く。

9 新《あたら》しい職《しょく》に□《つ》く。

10 目的地《もくてきち》に□《つ》く。

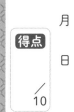

月　日

得点 ／10

118日の答え ▶ 1. 見附（見付） 2. 浜松 3. まいさか 4. あらい 5. しらすか 6. 二川 7. 吉田 8. 赤坂 9. おかざき 10. なるみ

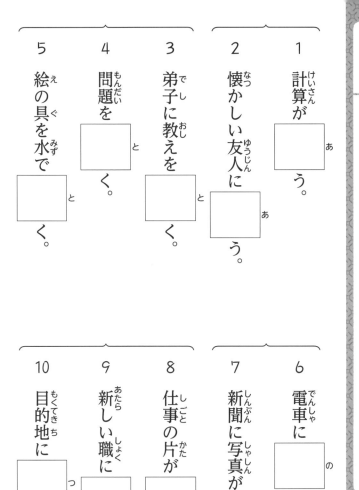

川島隆太教授の脳活漢字120日②

2024年4月9日　　第1刷発行

監修者	川島隆太
発行人	土屋 徹
編集人	滝口勝弘
編集長	古川英二
発行所	株式会社Gakken
	〒141－8416　東京都品川区西五反田2-11-8
印刷所	中央精版印刷株式会社

STAFF	編集協力	株式会社エディット
	ＤＴＰ	株式会社千里
	校正	株式会社奎文館

この本に関する各種お問い合わせ先

●本の内容については、下記サイトのお問い合わせフォームよりお願いします。
https://www.corp-gakken.co.jp/contact/
●在庫については　Tel 03-6431-1250（販売部）
●不良品（落丁・乱丁）については　Tel 0570-000577
学研業務センター
〒354-0045　埼玉県入間郡三芳町上富279-1
●上記以外のお問い合わせは　Tel 0570-056-710（学研グループ総合案内）